Jean-Philippe Pelletier
Angelika E. Stock
Réjean C. Lefebvre

Superovulation chez la vache laitière : Impact de la progestéronémie

Jean-Philippe Pelletier
Angelika E. Stock
Réjean C. Lefebvre

Superovulation chez la vache laitière : Impact de la progestéronémie

Presses Académiques Francophones

Impressum / Mentions légales
Bibliografische Information der Deutschen Nationalbibliothek: Die Deutsche Nationalbibliothek verzeichnet diese Publikation in der Deutschen Nationalbibliografie; detaillierte bibliografische Daten sind im Internet über http://dnb.d-nb.de abrufbar.
Alle in diesem Buch genannten Marken und Produktnamen unterliegen warenzeichen-, marken- oder patentrechtlichem Schutz bzw. sind Warenzeichen oder eingetragene Warenzeichen der jeweiligen Inhaber. Die Wiedergabe von Marken, Produktnamen, Gebrauchsnamen, Handelsnamen, Warenbezeichnungen u.s.w. in diesem Werk berechtigt auch ohne besondere Kennzeichnung nicht zu der Annahme, dass solche Namen im Sinne der Warenzeichen- und Markenschutzgesetzgebung als frei zu betrachten wären und daher von jedermann benutzt werden dürften.

Information bibliographique publiée par la Deutsche Nationalbibliothek: La Deutsche Nationalbibliothek inscrit cette publication à la Deutsche Nationalbibliografie; des données bibliographiques détaillées sont disponibles sur internet à l'adresse http://dnb.d-nb.de.
Toutes marques et noms de produits mentionnés dans ce livre demeurent sous la protection des marques, des marques déposées et des brevets, et sont des marques ou des marques déposées de leurs détenteurs respectifs. L'utilisation des marques, noms de produits, noms communs, noms commerciaux, descriptions de produits, etc. même sans qu'ils soient mentionnés de façon particulière dans ce livre ne signifie en aucune façon que ces noms peuvent être utilisés sans restriction à l'égard de la législation pour la protection des marques et des marques déposées et pourraient donc être utilisés par quiconque.

Coverbild / Photo de couverture: www.ingimage.com

Verlag / Editeur:
Presses Académiques Francophones
ist ein Imprint der / est une marque déposée de
OmniScriptum GmbH & Co. KG
Heinrich-Böcking-Str. 6-8, 66121 Saarbrücken, Deutschland / Allemagne
Email: info@presses-academiques.com

Herstellung: siehe letzte Seite /
Impression: voir la dernière page
ISBN: 978-3-8381-4614-0

Copyright / Droit d'auteur © 2014 OmniScriptum GmbH & Co. KG
Alle Rechte vorbehalten. / Tous droits réservés. Saarbrücken 2014

Résumé

Les récentes recherches suggèrent que la superovulation de vaches laitières sous une concentration élevée de progestérone permet de meilleurs résultats que la superovulation sous une basse progestéronémie pendant la première vague folliculaire. Nous émettions donc l'hypothèse qu'une basse progestéronémie pendant la phase lutéale, une problématique connue chez la vache laitière haute productrice, compromet le rendement en embryons suite à la superovulation de la deuxième vague folliculaire. Afin de tester cette hypothèse, 18 vaches laitières ont été superovulées à deux reprises avec deux protocoles distincts, dont un atteignant un niveau lutéal de progestérone (>2.5 ng/mL, le corps jaune comme source de progestérone) et l'autre un niveau sublutéal (<2.5 ng/mL, l'implant intravaginal comme unique source de progestérone). Le nombre d'embryons transférables était similaire entre les protocoles. Curieusement, nous avons obtenu un développement accéléré des follicules dans le protocole sublutéal (p = 0,002), un développement embryonnaire plus avancé (p = 0,01) et une qualité améliorée des embryons (p = 0,02) par rapport au protocole lutéal. Ces résultats suggèrent que des facteurs autres qu'une basse progestéronémie peuvent affecter le rendement en embryons. Une pulsatilité augmentée de la LH grâce à une basse progestéronémie pendant la deuxième vague folliculaire pourrait être responsable du développement folliculaire accru ainsi que du développement et de la qualité augmentés des embryons. Ces résultats indiquent que des niveaux sublutéaux de progestérone pendant la phase lutéale ne compromettent pas le résultat d'un traitement de superovulation mais, au contraire, peuvent améliorer certains aspects du rendement en embryons.

Mots-clés : Superovulation, progestérone plasmatique, embryon, bovin laitier

Abstract

Recent research has suggested that superovulation of dairy cows under high levels of progesterone allows for better results than superovulation of cows under low levels during the first follicular wave. We therefore hypothesized that low levels of luteal progesterone, a known problem for high producing dairy cows, impair superovulatory outcome during the second follicular wave. To test this hypothesis, 18 lactating cows were superovulated twice with two different protocols, one creating a luteal level of progesterone (>2.5 ng/mL, corpus luteum as progesterone source) during the superovulation treatment, the other one inducing a subluteal level (<2.5 ng/mL, intravaginal implant as the only progesterone source). The number of transferable embryos was not significantly different between the two protocols. Interestingly, we obtained an accelerated development of follicles in the subluteal protocol ($p = 0.002$), a more advanced embryo development ($p = 0.01$) and enhanced embryo quality ($p = 0.02$) compared to the luteal protocol. These results indicate that factors other than low progesterone levels may determine the outcome of superovulation performed during the first follicular phase. Increased LH pulsatility in response to low levels of progesterone during the second follicular phase may be responsible for enhancing follicular development in our subluteal group, resulting in accelerated embryo development and improved embryo quality. These results indicate that subluteal levels of progesterone during the luteal phase do not impede superovulatory outcome, but may, in contrary, enhance certain aspects of the yield in embryos.

Keywords : Superovulation, peripheral progesterone, embryo, dairy cattle

Table des matières

Table des matières 3
Liste des tableaux 5
Liste des figures 6
Liste des sigles et abréviations 7
Remerciements 9
Introduction 11
Revue de littérature 13
   Introduction 13
   1. La concentration plasmatique de progestérone 13
      1.1 La production lutéale de progestérone 14
      1.2 Métabolisme de la progestérone 15
      1.3 La progestérone et son importance dans la reproduction 16
      1.4 La résultante : la progestéronémie en phase lutéale 18
      1.5 L'implant intravaginal de progestérone 18
   2. La progestérone et son effet sur la fertilité 20
      2.1 Effet sur le taux de conception 20
      2.2 Le cycle oestral 21
      2.3 Rôle de la progestérone dans le cycle oestral 22
      2.4 Prolongement de la période de dominance folliculaire 24
      2.5 Effets du prolongement de la période de dominance folliculaire 24
      2.6 Effet de la progestérone sur la sécrétion de LH et d'oestradiol 26
      2.7 Effet de la progestéronémie sur le fluide folliculaire 29
      2.8 Effet de la progestéronémie sur l'utérus 30
      2.9 Effet de la progestéronémie sur le taux d'ovulation multiple 32
      2.10 Le taux de conception selon la vague folliculaire du follicule ovulatoire 33
      2.11 Le milieu hormonal selon la vague folliculaire 34
      2.12 La progestérone et le protocole d'insémination à temps fixe 35
   3. La progestérone et son effet sur le rendement en embryons 36
      3.1 L'effet de la progestéronémie sur le rendement en embryons : études récentes 37
      3.2 L'effet de la progestéronémie sur le nombre de follicules ovulatoires 39
      3.3 L'effet de la progestéronémie sur la survie de l'embryon 40
   4. Les effets d'un traitement de superovulation 40
      4.1 Comparer taux de conception et qualité des embryons 41
      4.2 Le traitement de superovulation et la pulsatilité de la LH 42

Conclusion de la revue de littérature 43
Méthodologie 44
   Vaches incluses dans l'étude 44
   Protocoles de superovulation 44
      Protocole lutéal de superovulation 46
      Protocole sublutéal de superovulation 46
   Examens échographiques 47
   Échantillons de sang et analyses de progestérone 48
   Analyses statistiques des résultats 49
Article 51
   Abstract 52
   Introduction 53
   Material and methods 55
      1. Cows 55
      2. Superovulatory protocol and embryo collection 55
      3. Cross-over design to study superovulation under luteal versus subluteal levels of progesterone 56
      4. Ultrasound examinations 59
      5. Blood sampling and Progesterone assay 59
      6. Statistical analyses for embryo recovery results 60
   Results 61
      1. Progesterone concentration 61
      2. Follicles 62
      3. Corpora lutea and luteinized structures 64
      4. Embryos 65
   Discussion 69
   Conclusion 70
   References 71
Discussion générale 75
   Rendement en embryons selon la progestéronémie 75
   Forces et faiblesses de l'étude 77
   Perspectives futures 78
Conclusion 79
Bibliographie 80

Liste des tableaux

Table I : Characteristics of follicles using the subluteal vs the luteal protocol on Day 15 (24 h after the first injection of prostaglandin F2α)..............................63

Table II : Numbers, development and quality of embryos using the subluteal vs the luteal protocol (note that 16 cell-embryos are generally considered non-transferable)..66

Liste des figures

Figure 1 : Traitements administrés selon le protocole (lutéal vs sublutéal)............47

Figure 2 : Mean progesterone concentration ± SD for each protocol, significant difference between the 2 treatments was observed on Day 11 and 13, SD: standard deviation..62

Figure 3 : Growth of follicles under the subluteal vs luteal protocol................64

Figure 4 : Developmental stage of embryos under the subluteal vs luteal protocol....67

Figure 5 : Quality of embryos under the subluteal vs luteal protocol................68

Liste des sigles et abréviations

AI :	Artificial insemination
AM :	Matin
CIDR :	Controlled internal drug release
CL :	Corpus luteum
CVMS :	Consommation volontaire de matière sèche
FFW :	First follicular wave
FSH :	Follicle stimulating hormone
g :	Gramme
GnRH :	Gonadotropin Releasing Hormone
IETS :	International Embryo Transfer Society
IGF-1 :	Insulin Growth Factor-1
LH :	Luteinizing hormone
mcg :	Microgramme
mL :	Millilitre
mm :	Millimètre
ng :	Nanogramme
P4 :	Progestérone
PGF2α :	Prostaglandin F2α
PM :	Soir
RPM :	Rotation par minute
SD :	Standard deviation
SFW :	Second follicular wave

À la mémoire de grand-papa Basile

Remerciements

Je tiens d'abord à remercier ma directrice de maîtrise, Dre Angelika Stock, ainsi que mon codirecteur, Dr Réjean C. Lefebvre pour les conseils prodigués dans le cadre de mon projet de recherche ainsi que les enseignements généraux sur la pratique en reproduction bovine. Merci pour la confiance que vous avez eue en moi.

Je remercie également Dr Alan Goff pour sa participation à mon comité-conseil et à mon jury de maîtrise, de même qu'à Dr Jean Sirois pour avoir accepté la présidence de ce même jury.

Merci à Luc Héroux, technicien au service de thériogénologie, pour son aide fortement appréciée.

Je tiens à remercier Guy Beauchamp pour son excellent support dans la réalisation des analyses statistiques.

Merci à Mario Guay, technicien au service de diagnostic, pour l'analyse en progestérone de plus de 500 échantillons de plasma sanguin.

Merci à la Clinique ambulatoire bovine de la FMV, pour mes nombreux emprunts de voiture et d'appareil échographique.

De chaleureux remerciements vont aux 10 fermes participantes à ce projet, dont les éleveurs ont généreusement offert leur patience, leur dévouement ainsi que la disponibilité de leurs vaches. Vous avez été des complices de premier plan dans la réalisation de cette étude.

Je remercie également le Salon de l'Agriculture de Saint-Hyacinthe, Québec, Canada, pour son soutien financier ainsi que la Faculté de médecine vétérinaire pour nous avoir donné accès à un fonds financé par Zoetis et destiné à la recherche en médecine bovine.

Finalement, je veux remercier du fond du coeur mes proches, sans qui tout ce travail n'aurait pas de sens. Merci à mes parents, Jocelyn et Lise, pour leur amour et leur support inconditionnels. Merci à mon grand-père maternel pour ces derniers moments passés avec lui alors que je rédigeais ce mémoire, ce qui fut une grande source d'inspiration. Grand-papa, ton travail ne sera pas vain, car nous sommes là pour le poursuivre.

Introduction

Le transfert d'embryons est une technique de reproduction assistée fréquemment utilisée dans l'élevage de bovins laitiers et de boucherie sur des animaux possédant une conformation et un rendement supérieurs à leurs congénères. À sa source, on retrouve un traitement de superovulation qu'on administre à un animal de génétique jugée désirable et qui permettra d'engendrer de nombreux embryons de cette bête de valeur. Puis, ces embryons pourront être implantés dans des vaches ou génisses receveuses qui porteront la gestation et amèneront la progéniture à terme à la place de la mère naturelle.

Puisqu'un tel traitement de superovulation ainsi que les manipulations qui s'en suivent (telles que la récolte des embryons et leur transfert dans des mères porteuses) s'avèrent onéreux pour l'éleveur, il est important de maximiser le rendement obtenu en embryons suite à cette procédure. Malheureusement, les rendements en embryons lors d'une récolte suite à un traitement de superovulation tendent à stagner depuis la démocratisation de cette technique de reproduction assistée, malgré les efforts en recherche afin d'augmenter ces rendements (Hasler, 2006). Les avancées techniques dans les protocoles de superovulation ont ainsi principalement permis d'en simplifier l'utilisation grâce au contrôle de l'émergence de la vague folliculaire et de l'insémination à temps fixe (Bo et al., 2010; Mapletoft & Bó, 2011) sans pour autant augmenter le nombre d'embryons récoltés. La disparité des rendements d'un animal à l'autre suite à un traitement de superovulation est toujours omniprésente avec des nombres très variables d'embryons produits (Monniaux et al., 2010).

Historiquement, la progestérone est étudiée depuis longtemps quant à ses effets potentiels sur la fertilité des bovins (Folman et al., 1973; Fonseca et al., 1983) et il est aujourd'hui accepté que son impact s'avère positif (Wiltbank et al., 2006), bien qu'on n'en comprend pas les mécanismes sous-jacents (Pursley, 2011).

L'effet de la progestéronémie sur le rendement en embryons suite à un traitement de superovulation a été étudié récemment (Rivera et al., 2009 et 2011; Nasser et al., 2011) et s'est également révélé positif.

Cependant, aucune étude ne rapporte l'effet du niveau plasmatique de progestérone pendant la deuxième vague folliculaire sur le rendement en embryons, alors que cette phase folliculaire est la plus communément utilisée par les praticiens en transfert embryonnaire.

Revue de littérature

Introduction

La fertilité des vaches laitières a décru au cours des 50 dernières années, concomitante à l'augmentation marquée de leur production laitière (Lucy, 2001; Washburn et al., 2002), alors que la fertilité des génisses laitières est demeurée élevée (Pursley et al., 1997). Les niveaux de progestérone plasmatique en dioestrus sont significativement plus bas chez la vache laitière que chez la génisse nullipare (Sartori et al., 2004). Si la fertilité est altérée par cette diminution de la progestéronémie en phase lutéale, il est possible que le rendement en embryons puisse en être affecté, mais il subsiste des contradictions dans la littérature quant à l'effet du niveau de progestérone sur le rendement en embryons (Britt et Holt, 1988; Chagas e Silva et al., 2002).

Le but de la présente revue de littérature est de déterminer quelle est l'importance de la concentration plasmatique en progestérone pendant un traitement de superovulation sur le rendement en embryons. Pour cela, les facteurs régulant la concentration sanguine de progestérone et les concentrations attendues selon la source de progestérone (corps jaune ou implant intravaginal) seront revus.

Puis, les effets de la progestéronémie sur la fertilité des bovins et sur leur rendement en embryons seront abordés. Finalement, les effets d'un traitement de superovulation sur la physiologie de la reproduction seront développés.

1. La concentration plasmatique de progestérone

L'objectif de cette section est de rappeler quels sont les déterminants du niveau plasmatique de progestérone (P4) chez la vache laitière haute productrice ainsi que chez ses congénères, soient la jeune nullipare et la vache laitière non en production.

La progestérone circulant dans le plasma sanguin est dépendante de deux facteurs : sa production, principalement par le corps jaune, et son métabolisme, principalement hépatique.

1.1 La production lutéale de progestérone

La production par le corps jaune est déterminée par le volume du tissu lutéal, qui est généralement plus grand chez la vache en lactation que chez la génisse nullipare. Selon Pfeifer et al., 2009, un bas niveau de progestérone pendant le développement du follicule ovulatoire a permis l'atteinte d'une taille supérieure de ce dernier ainsi que la formation d'un plus gros CL produisant plus de P4 chez la génisse, mais ce n'était qu'une tendance chez la vache de boucherie.

On considère ainsi qu'un follicule ovulant à un petit diamètre entraînera la formation d'un CL de moindre volume par rapport à un follicule ayant ovulé à un diamètre supérieur. Par ailleurs, il a été rapporté que les vaches ayant de bas comptages de follicules antraux avaient des concentrations plasmatiques de progestérone significativement plus basses pendant le cycle oestral que les vaches ayant des comptages élevés de follicules antraux. Les concentrations de progestérone étaient ainsi inférieures d'environ 30 à 50% à chaque jour entre les jours 3 à 14 du cycle oestral pour les animaux ayant un bas comptage de follicules antraux comparé à celles ayant un comptage élevé (Jimenez-Krassel et al., 2009). D'autre part, le comptage de follicules antraux est fortement répétable d'une vague folliculaire à l'autre pour un même animal, faisant en sorte que d'un cycle oestral à l'autre, la même vache avait un niveau de progestérone similaire. Les vaches ayant de bas comptages de follicules antraux obtenaient ainsi de bas niveaux de progestérone d'un cycle à l'autre, alors que les vaches ayant des comptages élevés maintenaient des concentrations élevées de progestérone. De plus, la concentration d'hormone lutéinisante (LH) était augmentée pendant le cycle oestral dans le groupe ayant un bas comptage de follicules antraux. Cette étude émettait donc l'hypothèse que cette exposition chronique à la LH désensibilisait les récepteurs de LH des cellules de la granulosa et des cellules lutéales, affectant ainsi leur lutéinisation et leur sécrétion de progestérone, ce qui expliquerait les concentrations moindres de progestérone dans le groupe ayant de bas comptages de follicules antraux (Jimenez-Krassel et al., 2009).

D'autre part, puisque cet aspect n'a pas été investigué adéquatement jusqu'à ce jour, nous ne pouvons exclure que le corps jaune puisse avoir une capacité moindre à produire la progestérone due à une concentration inadéquate d'hormones stimulantes dans le sang (Wiltbank et al., 2006).

1.2 Métabolisme de la progestérone

De 1976 à 1999, Washburn et al., 2002 ont observé une hausse très importante de la production laitière, de l'ordre de près de 28% sur à peine plus de 20 ans, rendue possible grâce à un potentiel génétique accru suite à une intense sélection basée sur le caractère laitier. Cette augmentation de la production lactée a entraîné une hausse marquée des besoins énergétiques, qui a pu être comblée par une meilleure gestion alimentaire et une augmentation de la consommation de matières sèches. Une corrélation très forte (r = 0,88) existe entre la production laitière et la consommation volontaire de matières sèches (CVMS) chez la vache laitière (Harrison et al., 1990). Pour acheminer ces nutriments au foie qui les métabolisera sous une forme admissible pour la vache, le flux sanguin de la veine porte hépatique augmente considérablement (Sangsritavong et al., 2002). Ce faisant, il y aura plus de progestérone plasmatique qui passera par le foie et qui pourra y être métabolisée, diminuant ainsi la concentration plasmatique de la progestérone (Sangsritavong et al., 2002). Plusieurs études révèlent donc un effet de la CVMS et du flux sanguin de la veine porte hépatique sur la concentration plasmatique de la progestérone. Selon Wiltbank et al., 2006, cette hypothèse serait plus plausible qu'une baisse de production par le corps jaune afin d'expliquer la concentration moindre de progestérone plasmatique chez la vache laitière en lactation par rapport à celle qui est tarie. Puisque le foie est le principal organe métabolisant les stéroïdes dont la progestérone, il est logique d'assumer qu'une hausse de l'ingestion de matières sèches causera une augmentation du métabolisme de ce stéroïde suite à une élévation du flux sanguin vers le foie. Avec la même production de progestérone par le CL, on obtient ainsi un plus bas niveau plasmatique de progestérone.

Dans l'étude de Sangsritavong et al., 2002, les vaches en lactation avaient un flux sanguin hépatique basal plus important que les vaches non en lactation, pendant que leurs concentrations circulantes de progestérone étaient plus basses que celles de leurs congénères non en production. Une augmentation aiguë du flux sanguin hépatique fut observée immédiatement après l'alimentation des animaux, avec un pic deux heures plus tard. De plus, servir de plus grandes quantités de nourriture a prolongé l'élévation du flux sanguin hépatique, ce qui pourrait contribuer à un niveau métabolique plus élevé chez la vache en lactation.

1.3 La progestérone et son importance dans la reproduction

La progestérone est impliquée dans pratiquement tous les aspects de la physiologie de la reproduction et une baisse de sa concentration plasmatique à des moments spécifiques dans le cycle oestral pourrait avoir des conséquences dramatiques sur la capacité reproductrice de la vache laitière (Wiltbank et al., 2006). D'ailleurs, les génisses laitières ont maintenu des taux de conception de plus de 50% (généralement 60-75%) pendant qu'on observait une baisse marquée chez leurs aînées en lactation de 50% à environ 25-40% (Lucy, 2001; Norman et al., 2009; Washburn et al., 2002; Wiltbank et al., 2006) alors que la production laitière de ces dernières s'est accrue sensiblement (Lucy, 2001; Washburn et al., 2002). Tel que vu précédemment, un métabolisme hépatique augmenté de la progestérone serait la cause la plus probable de cette diminution de la progestéronémie chez la vache laitière (Wiltbank et al., 2006). La dégradation de la fertilité chez la vache laitière pourrait s'expliquer en partie par des concentrations de progestérone inférieures par rapport à la génisse nullipare, malgré un plus grand volume de tissu lutéal chez la vache laitière (Sartori et al., 2004). Wiltbank et al. (2006) ont calculé que les valeurs obtenues chez la génisse font le double de celles chez la vache laitière si on divise la concentration plasmatique de progestérone par le volume lutéal. Un lien de causalité entre la forte production laitière et la baisse de la fertilité semble donc s'imposer, mais d'autres études mieux contrôlées et randomisées seront nécessaires afin de confirmer cette théorie, qui ne semble pas se vérifier systématiquement (Bello et al., 2012) et demeure controversée (Wiltbank et al., 2006). Il ne faut pas oublier que la fertilité dépend d'une multitude de facteurs, incluant la santé utérine, la balance énergétique, la concentration d'urée dans le sang, l'efficacité de la détection des chaleurs et plus encore. Ces facteurs peuvent ainsi nous confondre dans notre compréhension des effets d'une forte production laitière (Wiltbank et al., 2006). Cela fait en sorte que des résultats d'études sur les traitements de superovulation nous apparaissent parfois contradictoires. Par exemple, dans l'étude de Chebel et al. (2008), les vaches non allaitantes donnaient un plus grand nombre d'embryons viables que les vaches en lactation, mais le niveau de production laitière de ces dernières n'avait pas d'incidence sur la réponse au traitement de superovulation. Il apparaît cependant raisonnable de croire que les exigences d'une production laitière élevée ont eu un impact négatif sur la physiologie normale de la vache, d'où sa capacité reproductrice altérée (Walsh et al., 2011).

1.4 La résultante : la progestéronémie en phase lutéale

Les deux facteurs discutés auparavant, production et métabolisme, ont un impact direct sur le niveau de progestérone que l'on retrouvera dans le sang pendant les différentes phases du cycle oestral. Plusieurs études ont ainsi démontré des différences marquées dans la concentration plasmatique de progestérone entre la vache laitière en production, la vache tarie et la génisse nullipare (Chagas et al., 2002; Sartori et al., 2004). Cependant, seule l'étude de Martin et al. (2012) a statué sur un niveau plasmatique de progestérone auquel on peut s'attendre chez la vache, malheureusement sans distinction de race (laitière ou de boucherie). Dans cette étude, un profil hormonal de référence sur toute la durée d'un cycle oestral a été établi à partir de 34 profils de progestérone tirés de 22 études publiées entre 1973 et 2010. Cette étude rapporte que le niveau maximal de P4 est atteint au jour 14 du cycle et que du jour 11 au jour 16, la valeur de P4 se maintient à plus de 90% de sa valeur maximale, soit à environ 5 ng/mL de concentration plasmatique.

1.5 L'implant intravaginal de progestérone

L'implant intravaginal de progestérone est un outil fréquemment utilisé en reproduction bovine de nos jours, y compris dans les techniques de reproduction assistée comme la superovulation et le transfert d'embryons. Bien que son efficacité soit reconnue lors de l'utilisation de protocoles de synchronisation de la saillie, la concentration plasmatique de progestérone qu'il engendrera sans la présence concomitante d'un corps jaune n'est pas décrite de façon exhaustive chez la vache laitière. Certaines études (Zuluaga

& Williams, 2008), y compris celle ayant mené à la conception de l'implant intravaginal de progestérone (Eazi-breed CIDR, Pfizer Santé Animale, Kirkland, Québec) fréquemment utilisé de nos jours (Rathbone et al., 2002), ont mesuré le niveau de progestérone atteint dans le plasma sanguin chez des animaux non en lactation et ovariectomisés. D'autres ont effectué les mêmes mesures, mais sous la présence concomitante d'un corps jaune (Herrmann & Wallace, 2007; Lima et al., 2009) ou avec l'utilisation d'un implant contenant une quantité différente de progestérone (McDougall et al., 2004; Rabiee, et al., 2001; Savio et al., 1993). McDougall et al., 2004 a obtenu 1,2 ng/mL de concentration plasmatique de progestérone avec l'utilisation d'un implant contenant 1,54 g de progestérone en l'absence de corps jaune. L'étude de Rabiee et al., 2001, quant à elle, a utilisé un implant CIDR contenant 1,9g de progestérone sur des vaches au pâturage et a obtenu une progestéronémie de 1,08 ng/mL chez les vaches nourries à volonté.

Il est donc difficile d'extrapoler les résultats de ces études à l'utilisation d'un implant contenant 1,38 g de progestérone chez une vache laitière haute productrice qui ne possède pas de corps jaune pendant la durée du traitement. Seulement deux études répondent à ces critères : une première étude a été effectuée en utilisant un implant de 1,38 g de progestérone (Eazi-Breed CIDR, Pfizer Santé Animale, Kirkland, Québec) sur des vaches hautes productrices, tout en s'assurant de l'absence de corps jaune pendant la durée du traitement (Cerri et al., 2009). Cette étude a rapporté une concentration plasmatique moyenne de 0,78 ± 0,04 ng/mL pendant la durée du traitement de 7 jours. Pendant les deux premiers jours du traitement, la progestérone plasmatique atteignait une concentration d'environ 1,0 ng/mL, mais à partir du jour 3, la concentration a baissé sous 1,0 ng/mL. Dans une deuxième étude, Lima et al. (2009) ont obtenu une augmentation linéaire de la concentration de progestérone plasmatique selon le nombre d'implants utilisés (Eazi-Breed, Pfizer Santé Animale, 1,38 g de progestérone), avec une augmentation de 0,9 ng/mL environ par implant. L'utilisation d'un ou deux implants a donc augmenté la concentration plasmatique de progestérone de 0,86 ng/mL et 1,76 ng/mL respectivement.

2. La progestérone et son effet sur la fertilité

L'objectif de cette partie est d'élaborer sur l'importance de la progestérone pour la fertilité de la vache laitière et d'explorer les hypothèses expliquant les effets que peut avoir un bas niveau de progestérone sur la fertilité des bovins laitiers.

2.1 Effet sur le taux de conception

Dès 1973, une première étude (Folman et al., 1973), puis une autre (Fonseca et al., 1983), ont eu pour objectif de déterminer si le taux de conception était relié d'une quelconque façon à la concentration plasmatique de progestérone dans les jours précédant l'insémination, soit pendant la croissance du follicule ovulatoire. Sans pouvoir en expliquer les causes sous-jacentes, il fut alors suggéré pour la première fois que la progestérone plasmatique pendant le cycle oestral précédant l'insémination était reliée au taux de conception. Un seuil de 4,0 ng/mL de progestérone plasmatique fut établi comme un minimum pour atteindre un taux de conception considéré normal. Actuellement, il est donc assumé qu'une concentration plasmatique de progestérone élevée pendant la croissance du follicule ovulatoire avant la lutéolyse permet d'améliorer la fertilité de la vache laitière, bien qu'il n'est toujours pas clair comment un bas niveau de progestérone plasmatique affecte la fertilité (Pursley & Martins, 2011). Le rôle de la progestérone dans la maturation de l'ovocyte et son impact potentiel sur la qualité de l'ovocyte et du futur embryon, n'ont pas été bien définis (Akison & Robker, 2012; Fair &

Lonergan, 2012; Pursley & Martins, 2011) bien que plusieurs évidences supportent un rôle de la P4 sur ces éléments (Wiltbank et al., 2011). Les prochaines lignes exposeront donc les autres différentes hypothèses qui tentent d'expliquer l'effet d'un bas niveau de progestérone sur la fertilité.

2.2 Le cycle oestral

La progestérone a une importance capitale dans le cycle oestral, mais il faut d'abord se rappeler ce qui définit ce dernier. Le cycle oestral dure en moyenne 21 jours, bien que sa durée varie entre 18 et 24 jours. Il débute avec le jour de l'oestrus (Jour 0), soit le jour où la vache démontre des signes de chaleur (écoulement de mucus, réceptivité à la monte, vocalisation). À ce moment, la progestérone est à son plus bas niveau, alors que la concentration d'oestradiol atteint son sommet, induisant ainsi un pic de LH qui provoquera l'ovulation. Puis, le métoestrus couvre la période suivant l'ovulation, alors qu'un corps hémorragique est en formation pour devenir le nouveau corps jaune (Jours 1 à 5). La concentration plasmatique de progestérone est alors en croissance pour atteindre un seuil détectable au Jour 4 environ. Le dioestrus correspond aux Jours 6 à 17, soit la période où il y a présence d'un corps jaune fonctionnel produisant une quantité importante de progestérone. Finalement, le proestrus est la période où le corps jaune entame sa régression, permettant ainsi une chute dans la concentration plasmatique de progestérone, ce qui favorise la croissance du nouveau follicule ovulatoire par une augmentation du nombre de pulses de LH (Jours 18 à 20).

Parallèlement à ces profils hormonaux qui suivent un cycle régulier, la plupart des animaux de la ferme ont un développement folliculaire qui suit un modèle de vague pendant le cycle oestral. Chez le bovin, le cycle oestral présente typiquement 2 ou 3 vagues folliculaires, la dernière de celles-ci se terminant avec l'ovulation. La vague folliculaire suivante, qui sera la première vague du cycle oestral subséquent, débute le jour de l'ovulation, soit dans les heures suivant la chaleur (Jour 1), puis elle laissera place à la 2e vague au milieu de cycle (Jours 8 à 10). Advenant l'émergence d'une 3e vague folliculaire, la 2e vague régressera pour que débute une nouvelle vague aux Jours 15-16 environ.

Le follicule ovulatoire traversera trois phases avant d'atteindre l'ovulation : l'émergence (qui correspond à l'émergence de la vague folliculaire), la déviation (où le follicule dominant se distancie des autres follicules de sa vague folliculaire en acquérant les caractéristiques lui permettant de poursuivre son développement), et finalement la phase de dominance. Lorsque le follicule ovulatoire a atteint cette dernière étape, les autres follicules de sa propre vague folliculaire ont perdu la capacité de devenir dominants et deviendront ainsi atrésiques. Le follicule dominant aura ainsi la voie libre pour poursuivre son développement jusqu'à l'ovulation (Aerts & Bols, 2010).

2.3 Rôle de la progestérone dans le cycle oestral

Le rôle de la progestérone dans le cycle oestral est fondamental. D'abord, la progestérone inhibe fortement la fréquence pulsatile de la GnRH, qui régule à son tour les sécrétions de FSH et de LH (Aerts & Bols, 2010; Fair & Lonergan, 2012). Lorsque la fréquence pulsatile de la GnRH est basse, la sécrétion de FSH se trouve favorisée, alors que lorsqu'elle est élevée, c'est la LH qui prédomine. En inhibant la pulsatilité de la GnRH, la progestérone permet ainsi la sécrétion de FSH par l'hypophyse lors de progestéronémie élevée (dioestrus). Au contraire, lors de basse progestéronémie, la sécrétion de LH est ainsi possible grâce à une forte pulsatilité de la GnRH (proestrus-oestrus). C'est ainsi que la basse concentration de progestérone du métoestrus permet une pulsatilité élevée de la LH, favorisant ainsi le développement d'un corps jaune mature par la lutéinisation des cellules de la granulosa. Il est à noter que c'est dans cet environnement hormonal que la première vague folliculaire se développe. De plus, une concentration élevée de progestérone plasmatique pendant le métoestrus, par exemple lors d'une supplémentation avec un implant intravaginal, nuira à la lutéinisation du corps jaune en supprimant la pulsatilité de la LH. Le corps jaune qui en résultera pourrait ainsi sécréter une quantité moindre de progestérone puisqu'il n'est pas pleinement fonctionnel. Sous la progestéronémie élevée du dioestrus, la sécrétion de FSH permet le recrutement ainsi que le développement des vagues folliculaires subséquentes (la deuxième et la troisième, selon le nombre de vagues que compte le cycle oestral de l'animal). La dernière de ces vagues contient le futur follicule ovulatoire. Dans la phase d'émergence de cette dernière vague folliculaire, la concentration de FSH atteint un pic et diminue rapidement suite à l'atteinte de ce sommet puisqu'un follicule a la capacité de supprimer la sécrétion de FSH à partir de 5 mm de diamètre, freinant ainsi la hausse de la concentration de FSH (Gibbons et al., 1997). Lorsque le futur follicule ovulatoire atteint 8 mm de diamètre, le processus de déviation s'amorce, où ce follicule est le premier à acquérir les récepteurs de LH nécessaires à la poursuite de son développement. La sécrétion de FSH sera également limitée par l'inhibine et l'oestradiol produites par le follicule dominant, ainsi que par l'absence de progestérone, ce qui empêchera le recrutement d'un autre follicule et laissera libre cours au développement du follicule ovulatoire. Ce follicule ovulatoire, devenu dominant car il demeure le seul à poursuivre sa croissance, sécrétera de l'oestradiol. Lorsque la concentration plasmatique d'oestradiol aura dépassé un certain seuil, elle affectera positivement la fréquence pulsatile de la GnRH, ce qui amplifiera à son tour la sécrétion de LH. La forte concentration d'oestradiol déclenchera alors la cascade inflammatoire qui entraînera la lutéolyse du corps jaune, faisant chuter la concentration plasmatique de progestérone. Cela va permettre l'accroissement de la pulsatilité de la LH, accélérant ainsi le développement du follicule sélectionné. Cette cascade se poursuivra ainsi jusqu'à l'ovulation. La pulsatilité de la LH est donc essentielle dans cette cascade, car c'est elle qui déterminera si un follicule dominant peut ovuler ou non : lorsque la concentration de progestérone est élevée, cette pulsatilité de la LH sera basse, ce qui empêchera l'ovulation et causera l'atrésie du follicule. Inversement, lorsque la progestérone sera à un niveau basal, la pulsatilité de la LH sera élevée et l'ovulation sera alors possible (Fair & Lonergan, 2012).

2.4 Prolongement de la période de dominance folliculaire

Il a été démontré qu'il est possible de retarder l'ovulation d'un follicule ovulatoire en le soumettant à un niveau sublutéal de progestérone, soit d'environ 2,0 ng/mL de concentration plasmatique ou moins, ce qui maintiendra ce follicule dominant ovulatoire en place (Savio et al., 1993; Stock & Fortune, 1993). Ce niveau sublutéal de progestérone augmente ainsi la pulsatilité de la LH, mais cette augmentation n'atteint pas la fréquence pulsatile nécessaire à la maturation finale du follicule pré-ovulatoire et à son ovulation, ce qui prolongera la période de dominance du follicule (Fair & Lonergan, 2012). Ce follicule qu'on nomme persistant ne pourra ovuler qu'au moment où la progestérone chutera à un niveau suffisamment bas pour que la création d'un pic de LH soit possible. Inskeep (2004) a analysé les données de 9 études mesurant ces paramètres (pulsatilité de la LH et progestéronémie) et il a obtenu que la progestérone plasmatique est responsable de 37% de la variation dans la fréquence des pulses de LH.

2.5 Effets du prolongement de la période de dominance folliculaire

Le prolongement de la période de dominance réduit le taux de succès à la saillie (Savio et al., 1993; Stock & Fortune, 1993). Selon Revah & Butler,

1996, cette prolongation de la période de dominance folliculaire avec un bas niveau de progestérone plasmatique induit la méïose de l'ovocyte et la rupture de la vésicule germinale avant le pic de LH, soit plus tôt que normalement. Grâce à un traitement de superovulation, cette étude créait de multiples follicules persistants, c'est-à-dire des follicules dont la période de croissance a été prolongée, résultant en un follicule plus gros que la normale, un ovocyte dont la maturation fut précoce par rapport à son ovulation et une fertilité moindre. Toujours selon cette étude, la LH et/ou l'oestradiol pourraient être responsables de la maturation hâtive de l'ovocyte, de la diminution du taux de fertilisation et de la survie embryonnaire, alors que leurs effets respectifs sont difficilement différentiables puisque ces deux hormones sont étroitement unies. Le développement de l'embryon se trouvait également compromis dans l'étude de Ahmad et al. (1995), où la période de dominance était prolongée. En effet, peu d'embryons (14%) atteignaient le stade 16-cellules ou étaient des morulas d'excellente ou bonne qualité, sans compter que leur nombre total était moindre. La durée du développement folliculaire suite à l'émergence du follicule ovulatoire (équivaut à la période de dominance folliculaire), même augmentée d'aussi peu que 36 heures, a une incidence sur le développement hâtif de l'embryon (Cerri et al., 2009), ce qui explique probablement une variation dans le taux de conception obtenu (Bleach et al., 2004). Dans cette dernière étude, le taux de conception a diminué linéairement avec l'allongement de l'intervalle entre l'émergence de la vague folliculaire et l'oestrus à la suite d'une saillie sur détection de chaleur. Comme l'a cependant souligné Ahmad et al., 1995, les effets observés lors de comparaisons entre un follicule dominant persistant et un follicule dominant normal sont liés à l'âge et au profil de croissance du follicule et ne peuvent pas être attribués à l'effet direct d'un niveau bas ou élevé de progestérone plasmatique. Il n'existe donc pas d'évidence claire qui démontre un effet de la concentration de progestérone pendant le développement folliculaire sur la fertilité lors d'une durée normale de croissance folliculaire (près de la durée physiologique) et d'une progestéronémie minimale de 1,0 ng/mL (Cerri et al., 2011b; Pfeifer et al., 2009). Ainsi, dans l'étude de Cerri et al. (2011b), le maintien de la concentration de P4 dans le plasma entre 1 et 2 ng/mL pendant le développement du follicule ovulatoire n'a pas affecté la qualité de l'embryon, sauf par une faible diminution dans la proportion de blastomères viables. Il est donc possible que les ovocytes provenant de follicules surstimulés à la LH et l'oestradiol, comme lors d'une basse progestéronémie, aient des caractéristiques similaires à ceux provenant de follicules persistants, mais acquièrent une moins bonne compétence pour la fertilisation et pour un développement embryonnaire normal. Ces éléments délétères de la qualité des embryons n'ont pas encore été identifiés.

2.6 Effet de la progestérone sur la sécrétion de LH et d'oestradiol

Selon Bergfeld et al. (1996), la fréquence pulsatile de la LH et la sécrétion d'oestradiol sont modifiées à l'intérieur de 6 à 24 heures suite à un changement de la concentration plasmatique de P4. Dans cette étude, des hausses significatives de la pulsatilité de la LH ($p<0.5$) et de la concentration plasmatique d'oestradiol ($p<0.5$) ont été observées en présence d'un niveau sublutéal de P4 (moyenne de 1,3 ng/mL de concentration plasmatique avec un implant intra-vaginal) par rapport à un niveau lutéal de P4 (moyenne de 6,3 ng/mL en présence d'un CL fonctionnel). Comme l'a décrit Inskeep (2004), les changements au niveau de l'embryon qui altéreraient ultimement sa survie débuteraient très tôt suite à un changement dans la concentration d'une ou plusieurs de ces hormone(s). Dans le cas de modifications hormonales telles que l'élévation de la pulsatilité de la LH et du niveau d'oestradiol dûes à une basse concentration de progestérone, les conséquences seraient ainsi délétères pour l'embryon.

2.6.1 Effet de la LH sur la dynamique folliculaire

La pulsatilité augmentée de la LH aurait des effets majeurs sur la dynamique folliculaire (Cerri et al., 2011b), entre autres par l'accélération du développement folliculaire. Ainsi, une croissance plus rapide du diamètre folliculaire a résulté en un follicule plus gros au moment de l'oestrus (Carvalho et al., 2008; Sartori et al., 2004) et au moment de l'induction de l'ovulation du follicule ovulatoire lors de l'utilisation d'un protocole d'insémination à temps fixe (Cerri et al., 2009; Cerri et al., 2011b). La diminution de la concentration de progestérone circulante depuis l'émergence d'une cohorte de follicules jusqu'à l'ovulation du follicule dominant augmente la taille maximale du follicule dominant au moment de l'insémination (Pfeifer et al., 2009) et le taux d'ovulation se trouve également augmenté (Carvalho et al., 2008). Dans ces dernières études, on supposait donc que la présence de follicules de plus grande taille augmentait les chances que l'ovulation du follicule dominant survienne. Cette observation s'expliquerait par l'hypothèse que la pulsatilité augmentée de la LH est responsable de l'augmentation du nombre de récepteurs LH dans le follicule dominant (Lopez et al., 2005a), ce qui améliore le taux d'ovulation. Cependant, la fertilité risque de diminuer lorsqu'on induit l'ovulation d'un follicule de moins de 10,7 mm ou de plus de 15,7 mm (Perry et al., 2007), bien que cette observation fut contredite avec des taux de gestation similaires (Pfeifer et al., 2009). Dans le premier cas, l'ovocyte associé à ce follicule trop petit pourrait ne pas avoir maturé suffisamment longtemps pour acquérir la compétence nécessaire pour que sa fertilisation soit possible, alors que pour un follicule trop gros, la méïose de l'ovocyte a pu survenir trop tôt avant l'ovulation, compromettant sa fertilité. Selon Perry et al. (2007), la taille du follicule est donc un indicateur de la maturité du follicule ovulatoire, mais également de son ovocyte. En contrepartie, toujours selon cette étude, la taille du follicule n'aurait pas d'influence si l'ovulation est spontanée. Dans les études de Bisinotto et al. (2010) et de Denicol et al. (2012), le follicule dominant était significativement plus gros au moment de l'induction de la lutéolyse par les prostaglandines pour les vaches de la première vague folliculaire que pour les vaches de la 2e vague folliculaire, alors que la fertilité était meilleure pour ces dernières. L'accélération de la croissance du follicule dominant entraînant l'atteinte d'une taille ovulatoire plus rapidement fait que l'oestrus est plus précoce (Cerri et al., 2011b). D'autre part, Ahmad et al. (1995) ont observé que lorsque la chute de progestérone est induite au même moment, par le retrait d'un implant de progestérone chez des vaches possédant un follicule persistant (en l'absence de corps jaune) et par l'injection de PGF2α chez des vaches possédant un corps jaune et un follicule dominant, la chaleur survenait 15 heures plus tôt chez les vaches au follicule persistant. Il a également été rapporté que la présence d'un bas niveau de progestérone lors d'un programme d'insémination à temps fixe tendait à précipiter l'oestrus et l'ovulation plus rapidement suite au retrait de l'implant de progestérone (Pfeifer et al., 2009) et augmentait significativement la proportion de vaches dont l'oestrus était visible au moment de la saillie grâce à des concentrations d'oestradiol plus élevées (Cerri et al., 2011b).

2.6.2 Effet de la LH sur l'oestradiol

Une pulsatilité élevée de la LH va favoriser la production d'oestradiol par sa stimulation de la production d'androgènes (les précurseurs de l'oestradiol) dans les cellules de la thèque interne, lesquelles sont situées dans la paroi du follicule. Ces androgènes seront ensuite convertis en oestradiol par les cellules de la granulosa grâce à une enzyme, l'aromatase. Selon Inskeep (2004), la fréquence pulsatile de la LH est responsable de 50% de la variation dans les concentrations plasmatiques d'oestradiol. Cela explique les concentrations d'oestradiol plus élevées dans le plasma (Cerri et al., 2011a et b) et le fluide folliculaire (Cerri et al., 2011b) près de la saillie lorsqu'un follicule croît sous un bas niveau de progestérone, ainsi que le prolongement de la période préovulatoire où l'oestradiol sera en concentrations élevées (Stock et Fortune, 1993; Savio et al., 1993; Ahmad et al., 1995). La plupart des études ayant comparé deux protocoles avec des niveaux de P4 plasmatique différents ont ainsi rapporté des niveaux de pulsatilité de la LH et de concentration de l'oestradiol plus élevés lors d'un bas niveau de P4 (Stock et Fortune, 1993; Cerri et al., 2011b; Inskeep, 2004).

2.6.3 Effet de l'oestradiol sur l'ovocyte et l'embryon

Une exposition précoce et prolongée à l'oestradiol pendant le développement folliculaire a été décrite comme étant nuisible pour l'ovocyte et le jeune embryon (Inskeep, 2004) parce qu'elle modifie l'environnement de l'ovocyte avant l'ovulation et l'environnement de l'oviducte et de l'utérus avant que l'embryon y fasse son entrée (Ahmad, 1995). Cependant, l'augmentation des concentrations d'oestradiol en période périovulatoire ne semble pas être un facteur influençant la fertilisation et la qualité des embryons de façon significative (Cerri et al., 2009; 2011b). Selon Inskeep, 2004, il n'est pas évident que la diminution de la fertilité soit due aux changements de concentration de l'oestradiol, de la LH, ou des deux.

2.7 Effet de la progestéronémie sur le fluide folliculaire

Cerri et al. (2011a) ont rapporté que le fluide folliculaire était altéré lors d'un bas niveau de P4 par rapport à un niveau lutéal de P4 (première vague folliculaire comparée à la deuxième), ce qui pourrait potentiellement affecter la qualité des ovocytes et/ou des embryons. En effet, la teneur intra-folliculaire en IGF-1 est diminuée et celle en oestradiol est augmentée lors d'un bas niveau de P4 (Cerri et al., 2011a). L'IGF-1 est un important facteur dans la croissance et la différentiation des cellules de la thèque et de la granulosa, qui auront à leur tour une influence sur le développement du follicule et possiblement de l'ovocyte (Denicol et al., 2012). Il ne fait pas de doute que le follicule peut influencer profondément la qualité de son propre ovocyte et la qualité de l'embryon qui pourrait en découler (Sirard, Richard et al. 2006). Une corrélation positive entre la concentration circulante d'IGF-1 et le nombre d'embryons viables récoltés suite à un traitement de superovulation a été décrite, bien que cette corrélation n'expliquait pas la majeure partie de la variation observée dans la viabilité des embryons (Velazquez et al., 2005).

2.8 Effet de la progestéronémie sur l'utérus

Il a été observé qu'une basse progestéronémie pendant la phase lutéale d'un cycle oestral, lorsque suivie d'un traitement d'ocytocine, engendre une sécrétion accrue de PGF2α à la fin de ce même cycle oestral (Mann et Lamming, 1995) ainsi qu'à la fin du cycle oestral subséquent (Shaham-Albalancy et al., 2001) chez la vache laitière. En fin de cycle, les récepteurs de progestérone sont moins activés, tandis que l'action de l'oestradiol sécrétée par le follicule dominant n'est plus supprimée, ce qui lui permet d'induire la formation de récepteurs endométriaux d'ocytocine. C'est ainsi que l'oestradiol va augmenter le nombre de récepteurs d'ocytocine et lorsque ces derniers seront stimulés, ils vont entraîner la relâche de PGF2α par l'endomètre. La progression de la lutéolyse causera la chute de la progestéronémie, annulant ainsi l'effet inhibiteur de la progestérone sur les récepteurs d'ocytocine, accentuant ainsi leur stimulation (McCracken et al., 1999). La concentration et la fonctionnalité des récepteurs d'ocytocine dépendent donc des concentrations de progestérone et d'oestradiol (Cerri et al., 2011a). L'effet résiduel d'un bas niveau de progestérone sur la sécrétion de PGF2α, puisqu'il est observé suite à une stimulation à l'ocytocine, s'expliquerait donc par l'altération de la concentration ou de la fonction des récepteurs endométriaux d'ocytocine. La revue de littérature de Inskeep (2004), résumait ainsi qu'une concentration suboptimale de progestérone avant l'oestrus, soit de 2,1 à 2,3 ng/mL ou moins, altérerait la fonction de sécrétion de l'utérus et donc la relâche endométriale de PGF2α. Du jour 4 au jour 9 après la saillie, une sécrétion minimale de PGF2α, même insuffisante pour avoir un effet lutéolytique, pourrait directement induire la mortalité embryonnaire (Inskeep, 2004). Les concentrations de progestérone et d'oestradiol se sont avérées similaires au cours du cycle oestral subséquent, peu importe le niveau de progestérone pendant la phase lutéale précédant l'ovulation (Cerri et al., 2011a et Shaham-Albancy et al., 2001).

L'étude de Shaham-Albalancy et al. (1997) a observé qu'une basse progestéronémie obtenue par une lutéolyse partielle du CL n'a pas eu d'effet retardé sur la morphologie de l'endomètre lors du cycle oestral subséquent par rapport à un groupe où le CL était laissé intact. Cependant, l'ajout de progestérone exogène grâce à un implant intravaginal, avec ou sans la présence concomitante d'un CL, a causé des modifications de la morphologie endométriale lors du cycle oestral suivant par rapport à un groupe contrôle sans implant. Puisque les vaches d'un des deux groupes supplémentés en progestérone ne possédaient pas de corps jaune, les concentrations plasmatiques de progestérone entre ces deux groupes se sont avérées différentes (écart de 1,5 ng/mL), mais les mêmes changements histologiques ont été observés dans ces deux groupes par rapport au groupe contrôle. Ces modifications de la morphologie de l'endomètre s'expliqueraient donc par la seule présence de l'implant intravaginal de progestérone. Les mécanismes sous-jacents à ces observations restent à éclaircir. L'effet d'une basse progestéronémie pendant une phase lutéale a donc pu être identifié sur la fonction endométriale du même cycle oestral (Mann et Lamming, 1995) et du cycle oestral subséquent (Shaham-Albancy et al., 2001; Cerri et al., 2011a), mais pas sur sa morphologie (Shaham-Albancy et al., 1997).

La progestérone contrôle donc la pulsatilité de la LH et le développement folliculaire et influence la qualité de l'ovocyte par différents mécanismes, les principaux étant décrits plus haut (Inskeep, 2004; Lonergan, 2011).

2.9 Effet de la progestéronémie sur le taux d'ovulation multiple

Le bovin étant une espèce mono-ovulatoire, de façon naturelle, un seul follicule sera habituellement sélectionné pour atteindre l'ovulation. Bien qu'on ne connaisse pas tout de ce processus de sélection, nous savons actuellement qu'après le recrutement d'une cohorte de follicules antraux, le pic de FSH diminue graduellement jusqu'à atteindre son niveau le plus bas près du moment où le follicule dominant ovulatoire sera sélectionné, laissant les autres follicules régresser. Entourant le processus de déviation, une augmentation transitoire de la LH circulante aura lieu, concomitante à l'accroissement de l'expression des récepteurs de LH de la granulosa, ce qui stimulera une hausse de la concentration d'oestradiol et d'inhibine dans le fluide folliculaire du follicule sélectionné. Cette présence d'oestradiol et d'inhibine supprimera d'autant plus la sécrétion de FSH, ce qui facilitera l'établissement de la dominance du follicule ovulatoire. Occasionnellement, le processus de sélection du follicule dominant est altéré, et plus d'un follicule peut ainsi atteindre l'état de dominance et possiblement ovuler (Lopez, 2005b). Kinsel et al. (1998) statuaient que la cause la plus importante de naissance de jumeaux, généralement issus de multiples ovulations, était une forte production laitière. Depuis, un bas niveau de progestérone (Cerri et al., 2011a; Cunha et al., 2008; Lopez et al., 2005b) ainsi qu'une forte production laitière (Lopez et al., 2005b; Wiltbank et al., 2000) ont été associés au développement et à l'ovulation de plus d'un follicule dominant, mais le mécanisme derrière ce phénomène n'est pas complètement élucidé. Des concentrations augmentées de FSH et de LH ainsi que des concentrations plus basses d'inhibine et de progestérone ont été observées chez des vaches ayant développé de multiples follicules dominants par rapport à des vaches possédant un seul follicule dominant (Lopez et al., 2005b). L'explication qu'apportait cette étude était que malgré une basse progestéronémie qui permet la hausse de la pulsatilité de la LH et favorise ainsi une concentration plasmatique d'oestradiol plus élevée, tel que revu par Denicol et al. (2012), une basse concentration d'inhibine aiderait l'augmentation de FSH circulante et contrerait ainsi totalement l'effet suppressif de l'oestradiol sur la FSH. Au final, une augmentation de la concentration de FSH en serait donc la résultante. La baisse de la concentration d'inhibine serait due à son métabolisme hépatique accru, tout comme pour la progestérone et l'oestradiol (Lopez et al., 2005b). Ces changements hormonaux ont ainsi pu sauver de l'atrésie un ou quelques follicules subordonnés et les amener jusqu'à la codominance. Ce phénomène pourrait ainsi s'avérer bénéfique lors d'un traitement de superovulation où l'on recherche le développement de multiples follicules codominants.

2.10 Le taux de conception selon la vague folliculaire du follicule ovulatoire

L'insémination de vaches induites à ovuler la première vague folliculaire a diminué le taux de gestation, ce qui serait fort probablement dû à une exposition à la P4 moindre (Denicol et al., 2012 et Bisinotto et al., 2010). Le développement de follicules ovulatoires sous un bas niveau de P4 plasmatique était donc proposé comme explication de la baisse de fertilité chez ces animaux. Dans l'étude de Bisinotto et al. (2010), le taux de gestation lors de l'ovulation du follicule dominant de la première vague folliculaire était de 30,2% et de 43,0 % lors de l'ovulation du follicule dominant de la deuxième vague folliculaire. De la même façon, Lima et al. (2009) a obtenu un taux de conception moindre lorsque le protocole de synchronisation débutait sous une progestéronémie de moins de 1,0 ng/mL, qu'on associe à la période péri-oestrale, comparé à une progestéronémie de plus de 1,0 ng/mL, qu'on associe au dioestrus.

2.11 Le milieu hormonal selon la vague folliculaire

Le milieu hormonal est fort différent entre la première vague folliculaire et la deuxième vague folliculaire : en effet, le follicule dominant de la première vague émerge tôt dans le cycle et croît sous un bas niveau de progestérone, qui augmente progressivement, alors que le follicule dominant de la deuxième vague émerge et croît sous la présence concomitante d'un corps jaune mature sécrétant de la progestérone en quantité importante. C'est ainsi que la première vague folliculaire se développera principalement sous une concentration de progestérone de moins de 1 ng/mL, alors que la deuxième vague sera exposée à une concentration de plus de 1,0 ng/mL jusqu'à la régression du corps jaune (Sartori et al., 2004). Cela expliquerait la baisse de fertilité encourue lors de l'ovulation du follicule dominant de la première vague folliculaire. Cette diminution de fertilité pourrait évidemment avoir des répercussions sur le rendement et la qualité des embryons obtenus lors d'un traitement de superovulation pendant la première vague folliculaire lorsqu'aucune source de progestérone exogène est utilisée. Cependant, la supplémentation avec de la progestérone des animaux pour qui on a induit l'ovulation de la première vague folliculaire a permis d'obtenir un taux de conception similaire aux animaux dont on a induit l'ovulation de la deuxième vague folliculaire. Il fut donc proposé de maintenir une progestéronémie de plus de 2,0 ng/mL pendant la croissance folliculaire lors de l'utilisation d'un protocole de synchronisation afin de maintenir un taux de conception élevé (Denicol et al., 2012).

2.12 La progestérone et le protocole d'insémination à temps fixe

Un protocole de synchronisation oestrale (aussi appelé Ovsynch) est une cédule de traitements administrés à des intervalles précis qui induira l'ovulation à un moment prédéterminé, permettant ultimement l'insémination de la vache à temps fixe. Cette cédule est constituée d'une première injection de GnRH afin de lutéiniser ou d'induire l'ovulation du follicule dominant possiblement déjà présent et de forcer l'émergence d'une nouvelle vague folliculaire, puis d'une injection de PGF2α 7 jours plus tard afin de causer la lutéolyse du/des corps jaune(s) en place, ce qui favorisera le développement du nouveau follicule dominant. Il est à noter que la première GnRH permet d'obtenir une quantité supplémentaire de progestérone pendant la croissance du futur folliculaire ovulatoire, ce qui s'est avéré bénéfique sur le taux de conception (Pursley, 2011). Finalement, une dernière injection de GnRH 2 jours après la PGF2α aura pour but d'enclencher la cascade hormonale qui mènera à l'ovulation du follicule dominant, accompagnée de la saillie 12 à 24 heures plus tard. Un protocole de superovulation est généralement basé sur un protocole de synchronisation oestrale, auquel on a superposé un traitement de FSH. Connaître l'effet de la progestérone sur le résultat d'un protocole d'insémination à temps fixe peut ainsi nous aider à comprendre comment la progestérone affecte le succès d'un traitement de superovulation. Une récente revue (Wiltbank et al., 2011) relate que l'ajout d'un dispositif intravaginal à relâche de progestérone pendant un traitement de synchronisation oestrale débutant aléatoirement dans le cycle a généralement permis d'augmenter le taux de conception de 5 à 7% environ. En effet, le traitement de progestérone facilitera la synchronisation de l'oestrus en exposant le follicule en croissance dont on induira plus tard l'ovulation à un niveau minimal de progestérone. Lors du retrait de l'implant, la chute de la progestéronémie mimera celle obtenue lors de la lyse naturelle du corps jaune au moment du proestrus, favorisant ainsi une ovulation normale du follicule dominant. L'efficacité du protocole de synchronisation s'en trouvera ainsi augmentée, mais on ne peut attribuer cette amélioration uniquement à la hausse du niveau plasmatique de progestérone puisqu'une telle étude ne tient pas compte du stade du cycle oestral au moment de débuter le protocole de synchronisation. Cela constitue donc un facteur confondant important de l'effet réel du niveau de progestérone lors de l'utilisation d'un protocole de synchronisation, car selon le stade du cycle oestral au début du protocole, le résultat peut en être sensiblement affecté (Cunha et al., 2008). Cerri et al. (2011b) et Cunha et al. (2008) ont ainsi voulu s'assurer de la synchronie oestrale au début du protocole d'insémination à temps fixe en utilisant un protocole double-Ovsynch, qui consiste en deux protocoles Ovsynch successifs. Dans l'étude de Cerri et al. (2011b), la qualité des embryons obtenus n'a pas été significativement améliorée par l'ajout de progestérone exogène. En contrepartie, Cunha et al. (2008) a décrit que les vaches ayant de basses concentrations de progestérone au début de la croissance du follicule ovulatoire avaient des taux de conception inférieurs aux vaches ayant des niveaux élevés de progestérone ($p<0,001$).

3. La progestérone et son effet sur le rendement en embryons

Comme le souligne Chagas e Silva et al. (2002), le débat perdure depuis longtemps à savoir s'il existe une corrélation entre la concentration de progestérone et le rendement d'un traitement de superovulation (Britt & Holt, 1988). Cependant, il est généralement accepté qu'un profil anormal de progestérone affecte négativement le rendement d'un traitement de superovulation et la qualité des embryons (Chagas e Silva et al., 2002).

Les concentrations de progestérone pendant un traitement de superovulation ont une influence sur la croissance folliculaire, la qualité des ovocytes et la qualité des embryons (Baruselli et al., 2012; Nasser et al., 2011; Rivera et al., 2011; Rivera et al., 2009).

3.1 L'effet de la progestéronémie sur le rendement en embryons : études récentes

Lors d'un traitement de superovulation, la basse concentration de P4 circulante peut interférer avec la croissance folliculaire et la qualité de l'ovocyte et de l'embryon (Chagas e Silva et al., 2002). Cette étude rapporte ainsi que les génisses laitières en dioestrus ont de meilleurs rendements en embryons, une meilleure qualité des embryons tout en ayant une progestéronémie plus élevée que les vaches en lactation pendant le traitement de superovulation. D'autre part, Adams et al. (1994) rapporte que la réponse à un traitement de superovulation était semblable entre la première et la deuxième vague folliculaire, ce qui mettait ainsi en doute l'effet de la vague folliculaire et du niveau de progestérone sur le rendement en embryons.

Plus récemment, trois études ont examiné la superovulation des vaches laitières Holstein (Rivera et al., 2009, 2011) et des vaches de boucherie Nelore (Nasser et al., 2011) pendant la première vague folliculaire et la qualité des embryons était compromise lorsqu'il n'y avait pas de supplémentation de P4 pendant le traitement. Toutes ces études ont utilisé la première vague folliculaire afin de recréer une basse progestéronémie, en présence d'un corps jaune en formation, soit sous un niveau de progestérone croissant. Dans l'étude de Rivera et al. (2009), le nombre d'embryons viables (grades 1 à 3) était significativement ($p = 0,04$) moindre pour les animaux sous un bas niveau de progestérone, alors que la proportion d'embryons des grades de qualité 1 et 2 était plus faible ($p = 0,01$). Dans l'étude de Rivera et al. (2011), l'ajout de 2 implants de progestérone (1,38 g de progestérone par implant) pendant la première vague folliculaire a permis d'atteindre une progestéronémie moyenne de 2,11 ± 0,17 ng/mL pendant le traitement de superovulation, alors qu'un niveau de 1,00 ± 0,17 ng/mL était atteint sans ajout d'implant. Il est à noter que les concentrations ainsi que la pulsatilité de la LH n'étaient pas différentes entre ces groupes à la quatrième journée du traitement de superovulation, alors qu'on se serait attendu à des valeurs plus élevées sous une basse progestéronémie. Malheureusement, ces valeurs n'ont pas été mesurées pendant les autres jours du traitement de superovulation, ce qui ne nous permet pas d'exclure des différences pour ces autres journées. Comme résultats, il a été obtenu que la superovulation sous un bas niveau de progestérone (1ère vague folliculaire, sans ajout d'implant de progestérone) a diminué significativement (p = 0,01) la proportion d'embryons congelables par rapport à un niveau élevé de progestérone (1ère vague folliculaire avec supplémentation de progestérone et 2e vague folliculaire en présence d'un CL), alors qu'il n'y avait pas de différence entre les groupes pour le nombre d'embryons récoltés.

L'étude de Nasser et al. (2011) a utilisé des protocoles similaires aux études de Rivera pour comparer l'effet de la progestéronémie sur le rendement en embryons chez la vache Nelore (Bos Indicus), soit deux groupes expérimentaux dont le traitement débutait à l'émergence de la première vague folliculaire. Le nombre d'embryons congelables et transférables était significativement plus élevé dans le groupe expérimental de la première vague supplémenté en progestérone et le groupe contrôle que dans le groupe expérimental non supplémenté en progestérone. Cependant, le nombre total de structures récoltés (embryons et ovocytes) ne différait pas entre les groupes. Une troisième expérience de cette même étude a observé que lorsque la première vague folliculaire n'est pas supplémentée en progestérone, les cellules du cumulus ne répondent pas à une injection de LH exogène par une expansion, comme on s'y attendrait normalement. La capacité de l'ovocyte à poursuivre son développement étant altérée, il apparaît logique que la qualité des embryons en ait été diminuée, bien qu'on ne connaisse pas le mécanisme derrière ce phénomène. Dans une des deux expériences où il y a eu une récolte des embryons, le nombre de follicules et le nombre d'ovulations étaient significativement plus élevés dans le groupe superovulé lors de la première vague sans supplémentation en progestérone par rapport au groupe recevant un implant de progestérone. Dans l'autre expérience, cette tendance était seulement numérique.

3.2 L'effet de la progestéronémie sur le nombre de follicules ovulatoires

Aucune étude n'a rapporté un effet bénéfique d'un bas niveau de P4 sur la qualité et le nombre d'embryons, bien qu'une étude ait rapporté qu'un bas niveau de P4 lors d'un traitement de superovulation permettait de recruter un plus grand nombre de follicules jusqu'à une taille ovulatoire (El-Sherry et al., 2010), ce qui était aussi rapporté comme une tendance dans l'étude de Nasser et al. (2011). Pour obtenir ce bas niveau de progestérone (moins de 0,5 ng/mL), cette étude a utilisé la deuxième vague folliculaire, en administrant la PGF2α au jour 9 ou 10, puis tous les follicules de 5 mm ou plus étaient aspirés 36 hres plus tard et le traitement de superovulation suivait 24 heures plus tard. Ce traitement était comparé à un groupe qui était soumis à une progestéronémie croissante (CL en développement) pendant le traitement de superovulation, qui débutait 24 heures après l'ovulation spontanée. Comme le traitement de superovulation se déroulait du jour 1 au jour 4 post-ovulatoire, les follicules en émergence et en croissance de la première vague folliculaire n'ont été soumis qu'à une faible concentration de progestérone pendant le traitement, soit moins de 2 ng/mL. Les progestéronémies présentes lors de ces deux traitements n'étaient significativement différentes que pendant les deux derniers jours du traitement, mais demeuraient sublutéales et représentaient donc un seul état physiologique.

3.3 L'effet de la progestéronémie sur la survie de l'embryon

Un bas niveau de P4 avant l'ovulation engendre un plus gros CL produisant plus de progestérone (Pfeifer et al., 2009). Ce niveau de progestérone plus élevé favorise l'élongation de l'embryon et sa production d'interferon-tau, ce qui devrait favoriser la reconnaissance de la gestation et la survie de l'embryon. Cependant, Lonergan et al. (2011) rapporte justement que cet effet de la P4 sur l'élongation de l'embryon est médié par l'utérus de la mère porteuse, la mère donneuse n'ayant pas d'influence sur ce point, car les embryons seront habituellement récoltés au 7e jour après la saillie, avant même que le processus d'élongation de l'embryon n'ait débuté. Une progestéronémie plus élevée suite à l'ovulation de multiples follicules soumis à un traitement de superovulation n'aurait donc possiblement pas d'effet sur les embryons, bien que cela reste à démontrer.

Un niveau élevé de P4 pourrait donc être bénéfique en régularisant la pulsatilité de la LH, évitant ainsi une maturation prématurée de l'ovocyte et permettant une meilleure qualité d'ovocytes/embryons lors d'un protocole de superovulation, surtout chez la vache laitière Holstein (Baruselli et al., 2012). D'ailleurs, l'étude de Rivera et al. (2011) a déterminé qu'une progestéronémie de 2 ng/mL ou plus permettait d'obtenir une proportion maximale de vaches donnant au moins un embryon de qualité bonne ou excellente suite à un traitement de superovulation.

4. Les effets d'un traitement de superovulation

Le traitement de superovulation est constitué d'injections répétées (aux douze heures) d'une hormone que la vache sécrète déjà naturellement, la FSH (Follicule Stimulating Hormone). Grâce à cette supplémentation, l'élévation de la concentration plasmatique de cette hormone permet de sauver de nombreux follicules qui étaient autrement condamnés à l'atrésie et de les amener à poursuivre leur développement jusqu'à atteindre une taille ovulatoire. Bien entendu, une telle modification hormonale risque d'avoir des conséquences sur d'autres processus physiologiques et d'autres hormones, ce que les prochaines lignes décriront plus en détails, bien que nos connaissances soient limitées dans ce domaine.

4.1 Comparer taux de conception et qualité des embryons

Bien qu'un protocole de superovulation s'appuie sur un protocole de synchronisation oestrale, il n'en demeure pas moins que les résultats obtenus lors de ces deux traitements sont très différents lorsqu'on parle en termes de taux de fertilisation et de viabilité des embryons. La comparaison des proportions d'embryons fertilisés/non-fertilisés et viables/dégénérés récoltés chez la vache laitière lors d'ovulation simple (par exemple suite à un traitement de synchronisation oestrale, comme dans l'étude de Cerri et al., 2011b) par rapport à ceux obtenus suite à des ovulations multiples (par exemple suite à un protocole de superovulation), peut ainsi s'avérer ardue. En effet, Sartori et al. (2010) ont comptabilisé l'écart entre les taux de fertilisation obtenus lors d'ovulation simple chez la vache laitière (plus de 80% sont fertilisés) et ceux obtenus lors d'ovulations multiples suite à un traitement de superovulation (seulement 57% sont fertilisés chez la vache en lactation, 50% chez la vache tarie). Ces écarts s'avèrent donc importants. De plus, lors d'ovulation simple, à peine 50% des embryons (ovocytes fertilisés) sont viables au 7e jour après la saillie, ce qui est illustré par une majorité des mortalités embryonnaires survenant dans la première semaine suite à la fertilisation. Inversement, suite à un traitement de superovulation, une proportion somme toute élevée (plus de 70%) des embryons sera viable (Sartori, 2010). Étonnamment, la survie des embryons fertilisés jusqu'au jour 7 post-saillie semble donc meilleure suite à un traitement de superovulation qu'après une ovulation unique. Ces données illustrent que le taux de fertilisation constitue un obstacle important au rendement en embryons suite à un traitement de superovulation, mais que ce n'est pas le cas suite à une ovulation simple, pour laquelle c'est plutôt la viabilité des embryons qui se révèle problématique. Il y a donc possiblement des mécanismes physiologiques derrière ces phénomènes que nous ne sommes pas encore arrivés à définir et qui compliquent sensiblement les comparaisons entre ovulations simples et multiples.

4.2 Le traitement de superovulation et la pulsatilité de la LH

Il a été démontré qu'un traitement de superovulation avait un effet inusité en diminuant rapidement la pulsatilité de la LH suite au début du traitement (Gosselin et al., 2000). Dans cette étude, il fut observé que la fréquence pulsatile de la LH diminuait significativement à l'intérieur de 8 à 20 heures après le début d'un traitement de superovulation, alors que les concentrations moyennes de LH diminuaient à l'intérieur de 32 à 44 heures. De plus, les concentrations circulantes de progestérone sont demeurées relativement modestes (de 2,0 ng/mL à 3,2 ng/mL) pendant les traitements de superovulation de cette étude, écartant l'effet suppressif qu'aurait eu une progestéronémie élevée sur la LH. Cependant, les concentrations plasmatiques d'oestradiol ont été multipliées par un facteur d'au moins 2 suite au début du traitement de superovulation, ce qui pourrait évidemment avoir un effet délétère sur la qualité des embryons (Inskeep, 2004). Le mécanisme sous-jacent à cet effet d'un traitement de superovulation sur la LH demeure à déterminer.

Conclusion de la revue de littérature

Un niveau élevé de progestérone pendant la phase de croissance des follicules ovulatoires semble être la meilleure façon d'optimiser le rendement en embryons d'un traitement de superovulation, bien que certaines études ont observé que peu d'effet en ce sens. Cependant, il demeure beaucoup d'éléments inconnus dans ce domaine, parce que de multiples facteurs interagissent sur l'efficacité d'un traitement de superovulation et il est difficile de les isoler les uns des autres afin de les identifier.

L'élévation de la concentration plasmatique de progestérone grâce à une supplémentation exogène pendant la superovulation de la première vague folliculaire s'est révélée bénéfique sur le rendement en embryons. Notre étude permettra donc de compléter ces connaissances pour la superovulation de la deuxième vague folliculaire.

Méthodologie

Vaches incluses dans l'étude

Dix-huit vaches Holstein en lactation provenant de 10 fermes commerciales différentes faisant partie de la clientèle de la Clinique ambulatoire bovine de la Faculté de médecine vétérinaire de l'Université de Montréal dans la région de Saint-Hyacinthe ont été recrutées dans le cadre de cette étude. Chaque vache, au moment d'être recrutée dans l'étude, devait avoir un minimum de 90 jours en lait (JEL), un statut reproducteur normal (examens transrectal, échographique et vaginal sans anomalie apparente) et devait demeurer en lactation pendant toute la durée des deux protocoles qui lui ont été prodigués.

Protocoles de superovulation

Deux protocoles incluant chacun un traitement de superovulation ont été étudiés : un protocole contrôle qui permettait l'établissement d'un niveau lutéal de progestérone plasmatique pendant le traitement de superovulation, et un protocole expérimental qui atteignait une faible concentration (sublutéale) de progestérone pendant la même période. Cette étude était de type «croisée», ce qui a fait en sorte que chaque vache a été soumise aux deux protocoles. Pour chaque animal, le premier protocole était alloué de façon aléatoire. Après ce premier traitement, la vache devait recouvrer une cyclicité oestrale avant d'être admissible au deuxième traitement. Si tel n'était pas le cas, les traitements nécessaires au retour à un statut reproducteur normal étaient alors mis en place selon la pathologie présente. L'expérience a été approuvée par le Comité d'éthique pour le bien-être animal de l'Université de Montréal.

Les deux protocoles utilisaient le même traitement de superovulation, tel qu'illustré dans la Figure 1. L'unique différence entre ces protocoles était la source de progestérone utilisée pour atteindre un niveau lutéal ou sublutéal de progestérone ainsi que les traitements qui y étaient associés.

Les deux protocoles débutaient au Jour 7 du cycle oestral (Jour 0 = oestrus) avec un examen échographique des ovaires et de l'utérus ainsi qu'une vaginoscopie afin de s'assurer de la santé du système reproducteur de l'animal. L'aspiration transvaginale du follicule dominant était faite à l'aveugle au Jour 9 du cycle oestral. Avant l'aspiration, un examen échographique des ovaires était effectué afin de repérer le ou les follicules présents et un deuxième examen échographique était réalisé après l'aspiration afin de s'assurer qu'aucun follicule de taille importante (environ 8 mm et plus) était encore présent. Les 8 injections de FSH (Folltropin-V®, total de 400 mg, Bioniche Santé Animale, Belleville, Ontario, Canada) débutaient au jour 11 PM à doses décroissantes jusqu'au jour 15 AM. Les deux doses de PGF2α (Estrumate®, 500 mcg, Merck Santé Animale, Kirkland, Québec, Canada) étaient administrée au jour 14, à douze heures d'intervalle. L'insémination artificielle (IA) était réalisée avec de la semence du même taureau par un technicien 12 et 24 heures après la détection de la chaleur par l'éleveur. Les lavages utérins pour la récolte des embryons étaient réalisés par voie transcervicale 6,5 jours après la première saillie. Du lactate de Ringer injectable, USP (Laboratoires Abbott Ltée, Saint-Laurent, Québec, Canada) était utilisé comme solution de lavage. Puis, les embryons étaient filtrés avec du ViGRO™ Complete Flush Solution (Bioniche Animal Health Canada Inc., Belleville, Ontario, Canada). La recherche et l'évaluation des embryons étaient effectuées par deux vétérinaires, chacun approuvant les résultats obtenus par son partenaire. Les embryons étaient évalués conformément aux directives de l'International Embryo Transfer Society (IETS) pour le stade de développement (stade 3 – 16 cellules; stade 4 – morula; stade 5 – jeune blastocyste; stade 6 – blastocyste; stade 7 – blastocyste en expansion) et le grade de qualité (grade 1 – Excellent et bon; grade 2 – passable; grade 3 – pauvre; grade 4 – dégénéré).

Protocole lutéal de superovulation

Le protocole lutéal utilisait simplement la progestérone endogène provenant du corps jaune mature en place afin d'établir une concentration lutéale de progestérone (>2.5 ng/mL) pendant la deuxième vague folliculaire. C'est ainsi que 18 vaches ont été soumises à ce protocole mais seulement 17 ont pu être incluses dans l'étude, car une des vaches a dû être exclue à cause de l'énucléation accidentelle de son corps jaune au moment de l'aspiration du follicule dominant au jour 9 du protocole.

Protocole sublutéal de superovulation

Le protocole sublutéal était utilisé pour créer une concentration sublutéale de progestérone (< 2.5 ng/ml) pendant la deuxième vague folliculaire. Seulement 17 vaches ont été soumises à ce protocole, car il n'a pu être complété sur une des vaches qui avait développé un kyste folliculaire de grande taille (40 mm) après 2 jours de traitement de superovulation. Ce protocole était exactement le même que le protocole lutéal, sauf que pour créer une concentration sublutéale de progestérone, un implant intravaginal de P4 (Eazi-breedTM CIDR®, Zoetis, Kirkland, Québec, Canada) et une injection de PGF2α (Estrumate®, 500 mcg, Merck Animal Health, Kirkland, Québec, Canada) était ajoutés au jour 7 du cycle oestral (Shaham-Albalancy et al.., 2000), tel que présenté dans la Figure 1. La régression du corps jaune était complétée au jour 9 (vérifié grâce à l'échographie des ovaires), donc le CIDR est rapidement devenu la seule source de progestérone. L'implant intravaginal de progestérone était retiré au moment de la première injection de PGF2α au jour 14 (AM) du protocole.

Traitements communs aux deux protocoles, lutéal et sublutéal (témoin et expérimental)	Oestrus spontané							Vaginoscopie et examen reproducteur à l'échographie		Aspiration du follicule dominant		3,5 mL FSH PM	3,0 mL FSH AM et 2,5 mL FSH PM	2,5 mL FSH BID	PGF2α AM et 2,0 mL FSH BID	2,0 mL FSH AM	Oestrus AM et IA PM	IA AM	Intervalle de 7 jours entre la première IA et la récolte					Récolte des embryons
Jour du cycle oestral	0	1	2	3	4	5	6	7	8	9	10	11	12	13	14	15	16	17	18	19	20	21	22	23
Traitements spécifiques au protocole sublutéal (expérimental)								PGF2α et pose implant P4 (CIDR)							Retrait implant P4 (CIDR) AM									

Figure 1 : Traitements administrés selon le protocole (lutéal vs sublutéal)

Examens échographiques

Pour chaque protocole, une échographie transrectale (Exago, sonde linéaire de 7.5 MHz, ECM Noveko International Inc., Angoulême, France) des deux ovaires était réalisée aux deux jours pour les jours 7 à 19 avec un dernier examen le jour de la récolte des embryons (Jour 22 ou 23). Des vidéos englobant chaque ovaire dans son entièreté ont été enregistrées pour visualisation et mesure ultérieures des structures ovariennes, c'est-à-dire les follicules et corps jaunes. Au jour 7 du cycle, une échographie était réalisée afin de s'assurer de la santé utérine et ovarienne de la vache. Une vaginoscopie était également réalisée afin de s'assurer de l'absence d'écoulement purulent depuis le col utérin ainsi que de l'absence d'urovagin. Au jour 9, l'échographie des ovaires était très utile pour déterminer la position du follicule dominant et s'assurer de sa disparition après sa ponction par voie transvaginale. Aux jours 11, 13 et 15, tous les follicules visibles de 2 mm de diamètre et plus étaient comptabilisés. Aux jours 17 et 19, les follicules n'ayant pas ovulé étaient identifiés. Au jour de la récolte (jour 22 ou 23), les corps jaunes et les follicules anovulatoires (persistants) étaient comptabilisés. Une ovulation était définie comme étant la présence d'un corps jaune au moment de la récolte. Le diamètre moyen de chaque follicule et de chaque corps jaune était déterminé en faisant la moyenne du diamètre le plus grand et du diamètre perpendiculaire qui y était associé.

Échantillons de sang et analyses de progestérone

Des échantillons de sang d'un volume d'environ 7 mL ont été collectés en même temps que la réalisation des examens échographiques, c'est-à-dire aux jours 7, 9, 11, 13, 15, 17, 19 et 23 par ponction de la veine coccygienne dans des tubes secs sous vide (Becton Dickinson Canada Inc., Mississauga, Ontario, Canada). Après leur prélèvement, les échantillons étaient placés sur la glace jusqu'à leur centrifugation (3500 RPM pour 10 minutes). Une fois séparé, le serum était transféré dans de petits tubes à -20°C jusqu'à leur analyse en progestérone au laboratoire du Service de diagnostic de la Faculté de médecine vétérinaire de l'Université de Montréal. Les concentrations plasmatiques de progestérone étaient déterminées par un immunodosage par compétition en phase solide utilisant la technologie de chimiluminescence enzymatique (Immulite® P4, Siemens Healthcare Diagnostics Inc., Tarrytown, NY, USA) dont la précision a été validée. Selon le manufacturier, ce test a une sensibilité fonctionnelle de 0,46 ng/mL, ce qui signifie qu'au-delà de cette valeur, le coefficient de variation est garanti d'être inférieur à 20%. Les coefficients de variation des tests contrôles avaient une valeur moyenne de 5,24%.

Analyses statistiques des résultats

Les résultats qui nous intéressaient particulièrement étaient le nombre d'embryons viables/transférables ainsi que leur qualité (grades 1, 2, 3), leur stade de développement (stades 3, 4, 5, 6, 7), le nombre d'embryons dégénérés (grade 4) et le nombre d'ovocytes non-fertilisés.

Afin de comparer les données telles que le nombre d'ovocytes/embryons, le nombre et la taille des CLs au jour de la récolte des embryons ainsi que le taux d'ovulation, nous avons utilisé un modèle linéaire à mesures répétées avec le traitement comme facteur intra-sujet. Puisque certaines variables étaient de nature ordinale, telles que la qualité et le développement des embryons ainsi que la proportion de follicules selon la classe de taille à laquelle ils appartiennent, nous avons utilisé le test de Cochran-Mantel-Haenszel pour mesures répétées. Le nombre d'ovocytes non-fertilisés et d'embryons dégénérés que nous avons obtenu était bas, faisant en sorte que ces valeurs ne suivaient pas une distribution normale et nous avons donc dû utiliser un modèle de régression binomiale négative avec le traitement comme facteur fixe et le sujet comme effet aléatoire.

L'analyse des concentrations plasmatiques de progestérone et le nombre total de follicules pour chaque classe de taille a été réalisé avec un modèle linéaire à mesures répétées avec le traitement et le jour comme facteurs intra-sujet. Des contrastes à priori ont été réalisés entre les paires de moyennes et la valeur du seuil alpha pour chaque comparaison a été ajustée en utilisant la procédure séquentielle de Bonferroni. Deux récoltes du protocole sublutéal ont dû être exclues des analyses, car les niveaux plasmatiques de progestérone atteints pendant le traitement de superovulation dépassaient le seuil toléré de 2,5 ng/mL.

Afin de vérifier que la séquence des traitements n'avait pas d'effet sur le rendement en embryons et les concentrations de progestérone, un modèle linéaire à mesures répétées a été utilisé avec la séquence (lutéal-sublutéal vs sublutéal-lutéal) comme facteur inter-sujet et le traitement comme facteur intra-sujet.

Les variables quantitatives sont présentées avec des moyennes ± l'écart-type et les variables ordinales sont présentées en utilisant des proportions. Le niveau jugé statistiquement significatif a été fixé à 5%. Les données ont été analysées avec le système SAS pour Windows, Version 9.3 (SAS Institute Inc., Cary, NC, USA).

Article

Superovulatory treatments in the presence of subluteal progesterone levels at midcycle do not impede superovulatory outcome, but advance developmental stage and improve embryo quality in dairy cows

Jean-Philippe Pelletier, Réjean Lefebvre and Angelika Stock

Département des Sciences Cliniques, Université de Montréal, Faculté de médecine vétérinaire

Saint-Hyacinthe, Québec, Canada

Corresponding author: Dr Angelika Stock

Tel : 450-773-8100

Abstract

Recent studies suggest that dairy cows whose estrous cycles demonstrate high (luteal) levels of progesterone are generally more fertile than cows with low (subluteal) levels. Furthermore, progesterone supplementation during the superstimulation of the first follicular wave was reported to result in a better embryo yield. Based on this information it was hypothesized that dairy cows superovulated in the presence of luteal levels of circulating progesterone provided by the corpus luteum (>2.5 ng/mL) during the second follicular wave yield better numbers and quality of embryos compared to dairy cows superovulated under subluteal levels (< 2.5 ng/ml) created by progesterone supplementation in absence of a corpus luteum. To test this hypothesis, 18 lactating Holstein cows were superovulated with two different protocols in a cross-over design. To create a subluteal progesterone concentration, cows received an intravaginal P4 implant (Eazi-breedTM CIDR®, Zoetis), which was removed on Day 14. A dose of PGF2α (Estrumate®, Merck Animal Health, 500 mcg) was also injected on Day 7 of the estrous cycle (Day 0 = estrous) to ensure that the CIDR would rapidly become the only source of progesterone. Subsequently, both protocols consisted of the same treatments. Transvaginal aspiration of the dominant follicle was performed 2 days later (Day 9) and FSH treatment (Folltropin-V®, Bioniche Animal Health, 400 mg total) started on Day 11 with decreasing doses until Day 15. Luteal regression was induced with PGF2α given twice 12 hours apart on Day 14. Artificial insemination (AI) was performed 12 and 24 hours after heat detection and the embryo collection took place 6.5 days after the first AI.

There was no difference in the total number or number of transferable embryos between the two groups. Unexpectedly, the embryo quality was improved with the subluteal protocol, since embryos revealed higher proportions of good and excellent quality (p = 0.02). In addition, the embryo development was more advanced in the subluteal protocol (p = 0.01).

Secondly, follicle size was improved in the subluteal protocol (p = 0.002). In summary, our results indicate that superovulatory treatments in the presence of subluteal levels of progesterone accelerate embryo development and favor to some extent embryo quality compared to superovulatory treatment in the presence of luteal progesterone concentrations.

Keywords : Superovulation, subluteal progesterone, embryo, dairy cattle

Introduction

It has been known for many decades that superovulation performed during midcycle results in improved embryo collection. In the eighties the implementation of ultrasonography and the study of follicular waves in cattle could explain this empirical observation by demonstrating that the dominant follicle of the first follicular wave has lost functional dominance at midcycle and is therefore no longer capable of suppressing the recruitment of a cohort of follicles of the second follicular wave by superovulatory treatments. Similarly, it was observed in early studies that the ovulatory follicle that grows under higher luteal levels before luteal regression has a better chance to establish conception than an ovulatory follicle that grows under low (subluteal) levels of progesterone (1, 2). Several recent studies conclude that circulating progesterone levels may be an important factor for fertility in dairy cows (3-5). In addition it is reported in the literature that ovulation of the dominant follicle of the first follicular wave (FFW), a follicle that grows under increasing but subluteal levels of progesterone (6), results in a lower conception rate compared to the ovulation of the follicle of the second follicular wave (7). Therefore, it may not only be the absence of a functionally dominant follicle but also the high luteal levels of progesterone typically present at midcycle that favor the superovulatory outcome when superstimulating the cohort of the second follicular wave. The importance of peripheral levels of progesterone for follicular and subsequent embryo development is further substantiated by studies examining the superovulation of follicles of the first follicular wave which show that superovulation of dairy cows under luteal levels of progesterone achieves better results than superovulation of cows under subluteal levels during the FFW (8-10).

The relationship between peripheral progesterone levels and fertility has been re-discussed considerably in the past years. It seems that high producing dairy cows have an increased metabolic rate of their liver and thus degrade steroids such as progesterone faster (11).

Several studies confirm that decreased progesterone levels during the luteal phase cause a rise in LH pulsatility thus promoting increased growth and estradiol production of the dominant follicle (12 -14). If follicular growth is extended under such conditions, ovulation of these prolonged dominant follicles will be detrimental to fertility (15) due to the ovulation of a less viable oocyte (16). However it seems that low levels of progesterone do not compromise fertility when the ovulatory follicle has a normal and not prolonged growth period (17).

To investigate if the level of circulating progesterone affects superovulation in dairy cows, we used the cows in a cross-over design, so we superovulated each cow under luteal as well as under subluteal levels of progesterone. To compare results we evaluated the ovarian response, the ovulation rate and the quantity and quality of collected embryos after superovulatory treatment during the second follicular wave (SFW).

Based on the above mentioned information in the literature, we hypothesized that subluteal levels of progesterone impair superovulatory response initiated during the SFW.

Material and methods

1. Cows

Experiments were conducted on 18 Holstein lactating cows located on 10 distinct commercial farms that are part of the Ambulatory Clinic of the Faculté de médecine vétérinaire of the Université de Montréal. Seventeen Holstein and 1 Ayrshire cow which were chosen by the farmer for superovulation were used for our experiment. Cows had to be at least 90 days in milk post-partum. A detailed examination of the reproductive tract was performed prior to the experiment to ensure normal reproductive status.

2. Superovulatory protocol and embryo collection

On Day 9 PM of the cycle the dominant follicle was aspirated via transvaginal follicular puncture. The injections of FSH (Folltropin-V®, 400 mg, Bioniche Animal Health, Belleville, Ontario, Canada) were then started on Day 11 PM, twice daily, with decreasing doses until Day 15 AM. Luteal regression was induced with PGF2α (Estrumate®, 500 mcg, Merck Animal Health, Kirkland, Quebec, Canada), given twice on Day 14 AM and PM. Artificial insemination (AI) was performed on Day 16 PM and 17 AM and/or 12 and 24 hours after heat was detected by the breeder. Transcervical embryo collections were performed 6.5 days after the first AI, i.e. on Day 23 am. The majority of collections were performed by the same veterinarian (first author) and some collections were performed by the other two authors. Uteri of embryo donors were flushed with Lactated Ringer's Injection, USP (Abbott Laboratories Ltd, Saint-Laurent, Quebec, Canada) by infusing and retrieving flushing media via 5-7 syringes (30ml) using a 18g or 20g embryo collection catheter (Bioniche Animal Health Canada Inc., Belleville, Ontario, Canada). Embryos were then filtered with ViGRO™ Complete Flush Solution (Bioniche Animal Health Canada Inc., Belleville, Ontario, Canada). Embryo search and evaluation was performed by two of the three authors, each one approving the search and evaluation of his team mate. Embryos were evaluated according to the International Embryo Transfer Society guidelines (18) for developmental stage (stage 3 - 16 cells; stage 4 - morula; stage 5 - early blastocyst; stage 6 - blastocyst; stage 7 - expanded blastocyst) and graded for quality (grade 1 - excellent and good; grade 2 - fair; grade 3 - poor; grade 4 - degenerate).

3. Cross-over design to study superovulation under luteal versus subluteal levels of progesterone

To test our hypothesis the above described superovulatory protocol was performed in a cross-over design where each cow was superovulated twice under high (normal, >2.5 ng/ml) luteal levels (luteal protocol) or under low luteal levels (subluteal protocol).

For each cow, the first protocol was allocated randomly. After the first protocol, cows had to demonstrate at least one normal estrous cycle before being submitted to the second protocol. The experiments were approved by the Committee on Ethics for Animal Welfare of the Université de Montréal.

3.1 The luteal protocol

The 'luteal protocol' used the endogenous P4 (coming from the corpus luteum) secreted during the SFW, which had to be higher than 2.5 ng/ml on days 11 and 13 of the estrus cycle (Fig. 2). One of the 18 cows had to be excluded from the study for this protocol, because the corpus luteum was accidentally enucleated trying to aspirate the dominant follicle.

3.2 The subluteal protocol

The 'subluteal protocol' served to create a subluteal P4 concentration (< 2.5 ng/ml) during the SFW. Only 17 cows were submitted to this protocol since it couldn't be completed on one cow whose dominant follicle kept growing after its incomplete aspiration into an ovarian cyst at the beginning of superovulation. To create a subluteal protocol, the treatment in the subluteal group started 2 days prior to follicle aspiration on Day 9 (Fig.1). A progesterone implant (Eazi-breedTM CIDR®, Zoetis, Kirkland, Quebec, Canada) was inserted intravaginally and PGF2α (Estrumate®, 500 mcg, Merck Animal Health, Kirkland, Quebec, Canada) was injected on day 7 of the estrous cycle to induce regression of the corpus luteum (20). After luteal regression, the CIDR rapidly became the only source of P4 by Day 9, creating a subluteal progesterone concentration. The CIDR was withdrawn at the moment of the first prostaglandin injection given during superovulation treatment on day 14 AM (Fig.1).

		0	1	2	3	4	5	6	7	8	9	10	11	12	13	14	15	16	17	18	19	20	21	22	23
Treatments applied to both protocols (luteal and subluteal)		Spontaneous estrus							Vaginoscopy and ultrasound examination of the uterus and ovaries	Dominant follicle aspiration		3,5 mL FSH PM	3,0 mL FSH AM and 2,5 mL FSH PM	2,5 mL FSH BID	PGF2α AM and 2,0 mL FSH BID	2,0 mL FSH AM	Estrus AM and AI PM	AI AM						Embryo collection
	Estrus day cycle																	7 days interval between first AI and embryo collection							
Specific treatments for the subluteal protocol									PGF2α and P4 implant insertion (CIDR)						P4 implant removal (CIDR) AM									

Figure 1 : The treatments applied to both protocols (luteal and subluteal) and the treatments specific to the subluteal protocol.

4. Ultrasound examinations

Transrectal ultrasonography (Exago, 7.5 MHz linear transducer, ECM Noveko International Inc., Angoulême, France) of both ovaries was performed every second day from days 7 to 19, with a last examination on the day of embryo collection on Day 23 (Fig.1). Videos scanning 2 planes of the ovaries were registered for later measurements of follicles and corpora lutea. On Day 7, ultrasonography was used to ensure ovarian and uterine health, accompanied by a vaginoscopy. On Day 9, it was useful for determining the position of the dominant follicle(s) and to confirm their disappearance after the transvaginal aspiration. On Day 11, 13 and 15, all noticeable follicles, from 2 mm of diameter and more, were counted. On day 17 and 19, follicles that did not ovulate were identified. On day 23, the corpora lutea and luteinized follicular structures as well as non-ovulated follicles were counted. Ovulation was defined as the disappearance of follicles which diameter was 10 mm or more on Day 15, confirmed by the presence of a similar number of corpora lutea on the day of embryo collection. The mean diameter of each follicle and corpus luteum was determined by averaging its largest diameter and the associated perpendicular diameter.

5. Blood sampling and Progesterone assay

Blood samples (approximately 7mL) were collected concomitantly with the ultrasound examinations, i.e. on Days 7, 9, 11, 13, 15, 17, 19 and 23 from all donors by coccygeal venipuncture into evacuated tubes (Becton Dickinson Canada Inc., Mississauga, Ontario, Canada). After collection, the tubes were placed on ice until their centrifugation (3500 RPM for 10 minutes). Once separated, the plasma tubes were immediately stored at -20°C, until P4 analysis at the Diagnostic Laboratory of veterinary faculty of the Université de Montréal. Plasma P4 concentrations were determined by a solid phase, competitive immunoassay using enzyme-labeled chemiluminescent technology (Immulite® P4, Siemens Healthcare Diagnostics Inc., Tarrytown, NY, USA), whose accuracy has been validated (23). According to the manufacturer, this test has a functional sensitivity of 0.46 ng/mL, which means that above this value, the coefficient of variation is guaranteed to be less than 20%. The coefficients of variation of the control test averaged 5.24%.

6. Statistical analyses for embryo recovery results

The results of interest were the number of viable/transferable embryos and their quality (Grades 1, 2 and 3), their stage of development (Stages 3, 4, 5, 6 and 7), the number of degenerated embryos (Grade 4) and unfertilized ova.

To compare quantitative data such as the number of ova/embryos, the number and size of the CLs on the day of collection and the ovulation rate, we used a repeated measures linear model with treatment as a within-subject factor. Because of the ordinal nature of some variables, such as quality and development of the embryos and the proportion of follicles according to their classes of size, we used the Cochran-Mantel-Haenszel test for repeated measures. The number of non-fertilised ova and degenerated embryos that we obtained was low, so the values didn't follow a normal distribution and we had to use a negative binomial regression model with treatment as a fixed factor and subject as a random effect.

The analysis of the plasma P4 concentrations and total numbers of follicles for each class of size was accomplished using a repeated measures linear model with treatment and day as within-subject factors. We performed a priori contrasts between pairs of means and adjusted the value of the alpha level for each comparison using the sequential Bonferroni procedure.

To verify that the sequence of the treatments had no effect on the embryo yield and P4 concentrations, we used a repeated measures linear model with the sequence (luteal-subluteal vs subluteal-luteal) as between-subject factor and treatment as within-subject factor.

Quantitative variables are presented as mean ± SD and ordinal variables are presented using proportions. The level of statistical significance was set at 5%. Data were analyzed by the SAS System for Windows, Version 9.3 (SAS Institute Inc., Cary, NC, USA).

Results

1. Progesterone concentration

During the subluteal protocol, the average level of peripheral P4 that was obtained from day 11 to day 13 (period while the CIDR was the only source of P4) was 1.09 ng/ml, i.e. in the range of 1.0 to 2.5 ng/mL that was our objective. The luteal protocol provided an average of 4.93 ng/mL for the same period and thus respected our criteria for the comparison, i.e. more than 2.5 ng/mL (Fig. 2). The values were significantly different for days 11 ($p = 0.002$) and 13 ($p = 0.005$) between the two protocols, the days when superovulatory treatment was applied. Peripheral P4 was not different for day 7 ($p = 0.65$), 9 ($p = 0.02$, not significant after adjustment), 15 ($p = 0.77$), 17 ($p = 0.89$), 19 ($p = 0.05$, not significant after adjustment) and 23 ($p = 0.12$) between the subluteal and luteal protocol (Fig.2). Since each cow was submitted to both treatments, we verified and confirmed that the treatment sequence had no effect on the P4 results at the beginning of each protocol (Day 7, $p = 0.41$) and on the day of embryo recovery (Day 23, $p = 0.16$). Independent of the sequence of treatments, the time interval between first and second superovulation was not different ($p = 0.88$). The cross over design that consisted in a luteal followed by a subluteal treatment had a delay of 75 days between the two protocols, whereas 78 days was the interval for the inverted sequence.

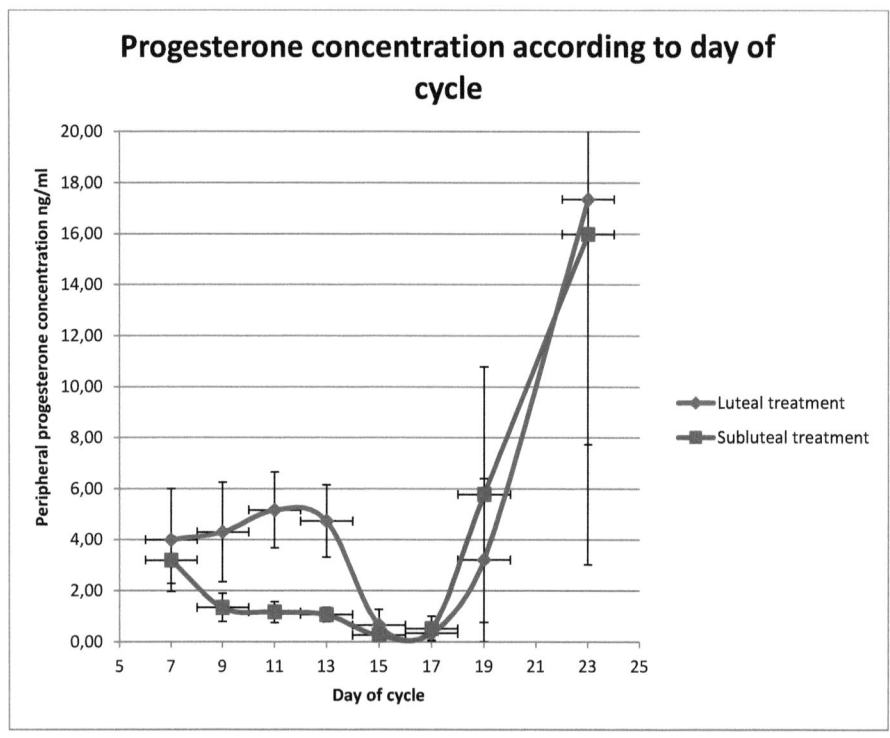

Figure 2 : Mean progesterone concentration ± SD for each protocol, significant difference between the 2 treatments was observed on Day 11 and 13, SD: standard deviation

2. Follicles

The distribution of follicles according to their size was not different between the two treatments on Day 7 (p = 0.01, not significant after adjustment), Day 9 (p = 0.22), Day 11 (p = 0.05, not significant after adjustment), Day 13 (p = 0.21), Day 17 (p = 0.02, not significant after adjustment), Day 19 (p = 0.10) and Day 23 (p = 0.12). The number of recruited follicles (average diameter of 2 to 8 mm) did not vary between the two protocols on Day 7 (p = 0.016, not significant after adjustment), Day 9 (p = 0.52), Day 11 (p = 0.052) and Day 13 (p = 0.80). While there was a tendancy for a greater number of follicles eligible for ovulation (diameter ≥ 10 mm) on the day preceding estrous in the subluteal protocol (Day 15, p = 0.03, not significative after adjustment), their growth seemed to be accelerated (Table I). Indeed, on Day 15, the diameter of the follicles had gained significantly in the subluteal group, since the distribution of follicle size was displaced towards higher values (p = 0.002) (Table I, Fig.3).

Items	Subluteal	Luteal	P value
Distribution of size of follicles on Day 15			
Average diameter			
2-5 mm	1.1	3.5	
5-8 mm	14.2	19.4	0.002
8-10 mm	33.5	33.7	
≥ 10 mm	51.2	43.4	
Anovulatory follicles, mean ± SD, Day 23	4.2 ± 1.0	3.9 ± 1.0	0.84
Ovulation rate, % ± SD	79.4 ± 4.5	80.0 ± 4.4	0.92

Table I : Characteristics of follicles using the subluteal vs the luteal protocol on Day 15 (24 h after the first injection of prostaglandin F2α).

The ovulation rate, with 79 and 80 %, was similar between the two groups (p = 0.92). The number of anovulatory follicles was measured on the day of embryo collection (Day 23) and there was no difference between the two treatments for this parameter, with an average of 4.2 and 3.9 follicles larger than 10 mm still present (p = 0,84, Table I).

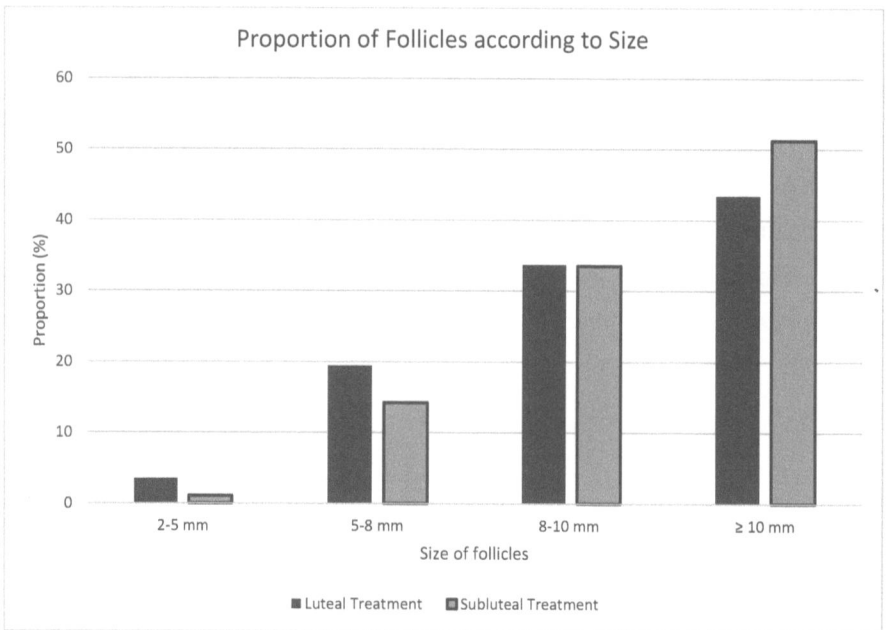

Figure 3 : Growth of follicles under the subluteal vs luteal protocol.

3. Corpora lutea and luteinized structures

The number of luteinized structures (solid corpora lutea, corpora lutea with cavities and luteinized follicles) evaluated on the day of embryo collection, with averages estimated around 17.5 and 15.3 for the subluteal vs the luteal group, respectively, was not different between the two groups (p = 0.26). Average size of the corpora lutea was not different between the two treatments (p = 0.60), with average diameters estimated around 16.7 and 16.9 cm for the subluteal versus luteal group, respectively.

4. Embryos

4.1. Quantity

The total number of collected structures including embryos and unfertilized oocytes with 9.2 and 9.3 was not different between the luteal and subluteal protocol, respectively (Table II). The average number of transferable embryos (grades 1, 2 and 3) was not different (p = 0.47) with 6.8 ± 1.2 embryos for the subluteal protocol and 5.7 ± 1.1 for the luteal protocol. Additionally, average numbers of freezable embryos (grades 1 and 2) were not different between the subluteal and luteal protocol (p = 0.34). Since each cow was submitted to both treatments, we verified and confirmed that the treatment sequence had no effect on the number of embryos (p = 0.95). Low numbers of degenerated embryos (averages of 1.4 and 2.1 for the subluteal and luteal treatments, respectively) and non-fertilised oocytes (0.91 and 1.36) were obtained during embryo collection (p = 0.20).

	Subluteal	Luteal	
Items	(n = 15)	(n = 17)	P value
Mean (± SD)			
Transferable embryos	6.8 ± 1.2	5.7 + 1.1	0.47
Freezable embryos	5.8 ± 1.2	4.3 + 1.1	0.34
Degenerated embryos	1.4 ± 0.4	2.1 ± 0.5	0.20
Unfertilised oocytes	0.9 + 0.4	1.4 + 0.4	0.20
Percentage of viable embryos, %			
Development			
Stage 3 (16-Cells)	4.9	2.0	
Stage 4 (Morula)	52.0	84.9	
Stage 5 (Early blastocyst)	28.4	10.1	0.01
Stage 6 (Blastocyst)	6.9	0.0	
Stage 7 (Expanded blastocyst)	7.8	3.03	
Quality			
Grade 1 (Excellent)	66.7	50.5	
Grade 2 (Good)	17.7	25.3	0.02
Grade 3 (Fair)	15.7	24.2	
Percentage of Morulas (Stage 4 embryos), %			
Grade 1 (Excellent)	54.7	46.4	
Grade 2 (Good)	24.5	25.0	0.26
Grade 3 (Fair)	20.8	28.6	

Table II : Numbers, development and quality of embryos using the subluteal vs the luteal protocol (note that 16 cell-embryos are generally considered non-transferable)

4.2 Developmental stage

The embryo development was highly advanced (p=0.01) in the subluteal protocol, since embryo proportions were displaced towards higher stages of development such as stage 5 (early blastocyst), stage 6 (blastocyst) and stage 7 (expanded blastocyst) of development compared to the luteal protocol (Table II, Fig 4)

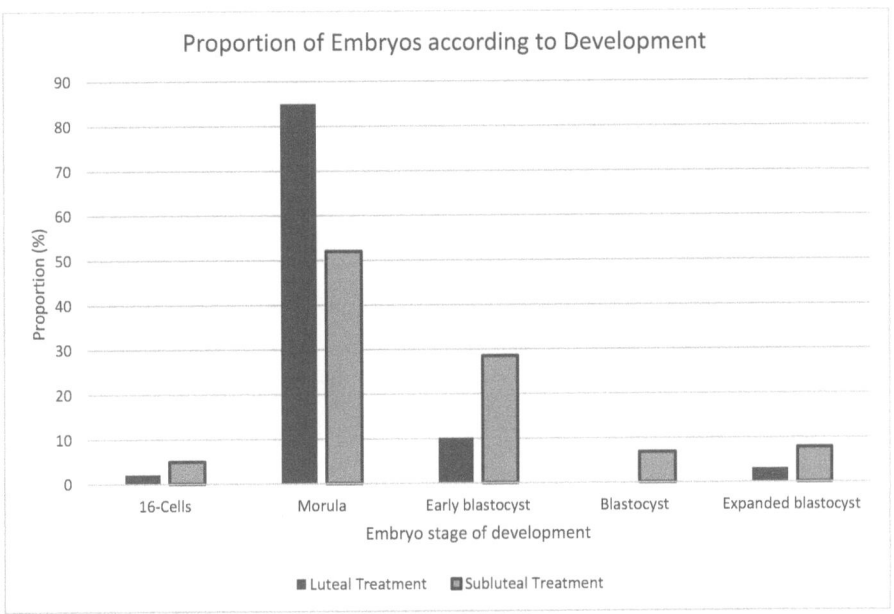

Figure 4 : Developmental stage of embryos under the subluteal vs luteal protocol.

4.3 Quality

The embryo quality was improved under the subluteal protocol, since proportions were displaced towards better grades of quality like grade 1 (Excellent) and 2 (Good) (p = 0.02) for the developmental stages of 5 through 7 (Figure 5, Table II). However, the quality of morulas (stage 4 embryos) did not seem to be different between treatments (p = 0.26).

There was a strong correlation between the stage of development and the quality of embryos. In general embryo quality was highly improved for the more advanced embryos of stages 5, 6 and 7 compared to embryos of stages 3 and 4 for the luteal protocol (p = 0.008) and the subluteal protocol (p = 0.03).

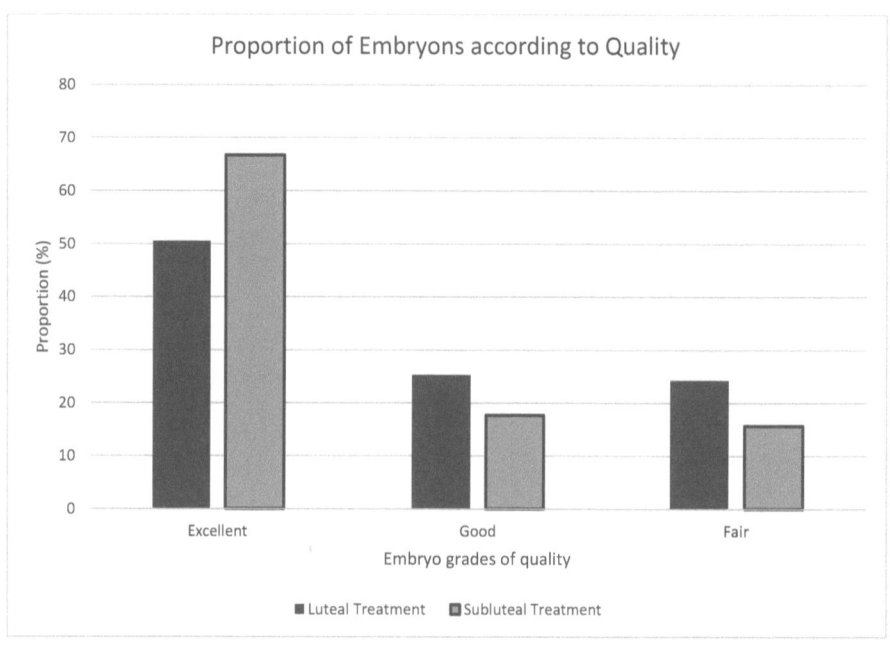

Figure 5 : Quality of embryos under the subluteal vs luteal protocol.

Discussion

Our results are in contrast with those of previous studies (1-3) which were the basis of our initial hypothesis stating that subluteal concentrations of progesterone may have a negative influence on the superovulatory response compared to normal luteal progesterone levels. To the contrary, our study demonstrates that subluteal levels of progesterone at the time of superovulation may even be of benefit to superovulatory outcome.

Our study is the first to examine superovulation of the second follicular wave under subluteal progesterone levels, whereas others have examined the effect of progesterone levels on superovulation during the first follicular wave (8-10), when progesterone is rising but remains below 2 ng/ml until Day 7 of the cycle. In Rivera's as well as in our own study, peripheral levels below 2 ng/ml favored superovulatory outcome independantly if superovulation was performed during the first or the second follicular phase (10, 24).

Our results showing that superovulation in the presence of subluteal levels of progesterone improve embryo quality (p = 0.02, Table II) is intriguing. We hypothesize that the fall in frequency of LH pulses that was reported at the initiation of superovulatory treatment (25) may be counteracted by a lower circulating P4 concentration thus re-increasing LH pulsatility. This hypothesis is supported by the observation that a higher proportion of follicles on Day 15, i.e. just one day before estrus, is bigger than 10 mm in the subluteal group suggesting an increased growth rate of follicles in this group. It is known that increased LH pulsatility is associated with increased growth rate and maturation of the follicle which could possibly lead to better oocyte maturation and result in better embryo quality if the follicle is not in a prolonged state of dominance (15, 16)

Unexpectedly, we found embryos of more advanced developmental stages in the subluteal group (p= 0.01, Table II). It may therefore be possible that ovulation may have occurred earlier relative to estrus detection in the subluteal group. This could be due to the more advanced development of the follicles under subluteal levels, a possibly faster decline of progesterone when a CIDR is removed compared to the induction of luteolysis of a corpus luteum or due to the combination of both. Interestingly, the significant correlation between embryo quality and development was observed in both treatments, which confirms that this interaction is consistently present. However, we do not know if these embryos with advanced developmental stages and improved quality resulting from our subluteal protocol would also obtain better pregnancy rates when transferred fresh or transferred frozen/thawed into recipient animals.

Conclusion

Taken together, our results let us conclude that superovulatory treatments during the SFW in the presence of subluteal levels of P4 do not impair superovulatory response with regard to the number of transferable and freezable embryos, the ovulation rate and number of recruited follicles and corpora lutea. Yet, embryo quality and embryo development were significantly superior in the subluteal group compared to the luteal group.

Our findings suggest that using a single P4 implant as the only source of P4 during FSH injections may serve as a novel technique to enhance embryo quality and developmental stage in a superovulatory program when no endogenous progesterone is available.

Most importantly, we conclude from our experiments that low luteal levels of P4 may not represent a major concern when superovulating high producing dairy cows, although lower circulating levels of progesterone have been a concern for general fertility in such cows.

References

1. Folman Y, Rosenberg M, Herz Z, Davidson M. The relationship between plasma progesterone concentration and conception in post-partum dairy cows maintained on two levels of nutrition. J Reprod Fertil; 1973; 34(2): 267-78

2. Fonseca FA, Britt JH, McDaniel BT, Wilk JC, Rakes AH. Reproductive traits of Holsteins and Jerseys. Effects of age, milk yield, and clinical abnormalities on involution of cervix and uterus, ovulation, estrous cycles, detection of estrus, conception rate, and days open. J Dairy Sci 1983; 66(5): 1128-1147

3. Wiltbank M, Lopez H, Sartori R, Sangsritavong S, Gumen A. Changes in reproductive physiology of lactating dairy cows due to elevated steroid metabolism. Theriogenology 2006; 65(1): 17-29.

4. Pursley JR, Martins JP. Impact of circulating concentrations of progesterone and antral age of the ovulatory follicle on fertility of high-producing lactating dairy cows. Reprod Fertil & Dev 2011;24(1): 267-271

5. Wiltbank MC, Souza AH, Carvalho PD, Bender RW, Nascimento AB. Improving fertility to timed artificial insemination by manipulation of circulating progesterone concentrations in lactating dairy cattle. Reprod, Fertil & Dev 2011; 24(1): 238-243

6. Sartori R, Haughian JM, Shaver RD, Rosa GJ, Wiltbank MC. Comparison of ovarian function and circulating steroids in estrous cycles of Holstein heifers and lactating cows. J Dairy Sci 2004; 87(4): 905-920

7. Bisinotto R, Chebel R, Santos J. Follicular wave of the ovulatory follicle and not cyclic status influences fertility of dairy cows. J Dairy Sci 2010; 93(8):3578-87

8. Rivera FA, Mendonça LGD, Lopes Jr G, Perez RV, Guagnini F, Amstalden M, Bruno RGS, Santos JEP, Chebel RC. Low progesterone

concentration during superstimulation of the first follicular wave impairs embryo quality of lactating dairy cows. J Dairy Sci. 2009; 92:267.

9. Rivera FA, Mendonca LGD, Lopes Jr G, Santos JEP, Perez RV, Amstalden M, Correa-Calderón A, Chebel RC. Reduced progesterone concentration during growth of the first follicular wave affects embryo quality but has no effect on embryo survival post transfer in lactating dairy cows. Reproduction 2011; 141(3): 333-342

10. Nasser L, Sá Filho M, Reis E, Rezende C, Mapletoft R, Bó G, et al.. Exogenous progesterone enhances ova and embryo quality following superstimulation of the first follicular wave in Nelore (Bos indicus) donors. Theriogenology 2011; 76(2): 320-327

11. Sangsritavong S, Combs DK, Sartori R, Armentano LE, Wiltbank MC. High feed intake increases liver blood flow and metabolism of progesterone and estradiol-17beta in dairy cattle. Journal of dairy science 2002; 85(11):2831-2842

12. Bergfeld EG, Kojima FN, Cupp AS, Wehrman ME, Peters KE, Mariscal V, et al.. Changing dose of progesterone results in sudden changes in frequency of luteinizing hormone pulses and secretion of 17 beta-estradiol in bovine females. Biology of reproduction 1996; 54(3):546-553

13. Carvalho JB, Carvalho NA, Reis EL, Nichi M, Souza AH, Baruselli PS. Effect of early luteolysis in progesterone-based timed AI protocols in Bos indicus, Bos indicus x Bos taurus, and Bos taurus heifers. Theriogenology. 2008; 15; 69(2):167-75

14. Inskeep EK. Preovulatory, postovulatory, and postmaternal recognition effects of concentrations of progesterone on embryonic survival in the cow. J Anim Sci. 2004; 82 E-Suppl:E 24-39

15. Stock A, Fortune J. Ovarian follicular dominance in cattle: relationship between prolonged growth of the ovulatory follicle and endocrine parameters. Endocrinology1993;132: 1108-1114

16. Revah I, Butler WR. Prolonged dominance of follicles and reduced viability of embryos. J Reprod Fert; 106(1): 39-47

17. Cerri RL, Chebel RC, Rivera F, Narciso CD, Oliveira RA, Thatcher WW, Santos JEP . Concentration of progesterone during the development of the ovulatory follicle: I. Ovarian and embryonic responses. J Dairy Sci. 2011; 94(7):3342-3351

18. Stringfellow DA, Givens MD. Manual of the International Embryo Transfer Society. Champaign, Illinois 61822 USA: International Embryo Transfer Society; 2010

19. Martin O, Friggens NC, Dupont J, Salvetti P, Freret S, Rame C, Blanc F. Data-derived reference profiles with corepresentation of progesterone, estradiol, LH, and FSH dynamics during the bovine estrous cycle. Theriogenology 2012; 79 (2): 331-343

20. Shaham-Albalancy A, Rosenberg M, Folman Y, Graber Y, Meidan R, Wolfenson D. Two methods of inducing low plasma progesterone concentrations have different effects on dominant follicles in cows. J Dairy Sci 2000;83(12): 2771-2778.

21. Cerri RL. Endocrine and nutritional factors affecting fertilization and early embryo development in dairy cows [Dissertation]. California, United States: University of California, Davis; 2008.

22. Lima JR, Rivera FA, Narciso CD, Oliveira R, Chebel RC, Santos JE. Effect of increasing amounts of supplemental progesterone in a timed artificial insemination protocol on fertility of lactating dairy cows. J Dairy Sci, 2009; 92(11):5436-46.

23. Tripp KM, Verstegen JP, Deutsch CJ, Bonde RK, Rodriguez M, Morales B, Schmitt DL, Harr KE. Validation of a serum immunoassay to measure progesterone and diagnose pregnancy in the West Indian manatee (Trichechus manatus). Theriogenology 2008; 70(7):1030-1040

24. Baruselli PS, de Sá Filho MF, Martins CM, Nasser LF, Nogueira MFG, Barros CM, Bó GA. Superovulation and embryo transfer in Bos indicus cattle. Theriogenology 2006; 65(1):77-88.

25. Gosselin N, Price CA, Roy R, Carriere PD. Decreased LH pulsatility during initiation of gonadotropin superovulation treatment in the cow: evidence for negative feedback other than estradiol and progesterone. Theriogenology 2000; 54(4):507-21

Discussion générale

Cette étude est, à la connaissance des auteurs, la seule à rapporter une augmentation de la qualité des embryons et de leur stade de développement grâce à un traitement de superovulation administré sous une basse concentration plasmatique de progestérone (sublutéale) comparé au même traitement administré sous une concentration élevée de progestérone (lutéale). Dans cette section, les résultats seront comparés avec ceux rapportés dans la littérature, puis les forces et les faiblesses de cette étude seront discutées et finalement les opportunités futures liées aux résultats de cette étude seront abordées.

Rendement en embryons selon la progestéronémie

Ces résultats contrastent avec les études précédentes (Rivera et al., 2009 et 2011; Nasser et al., 2011), qui étaient à la base de notre hypothèse en supposant qu'une concentration sublutéale de progestérone aurait une influence négative sur la réponse au traitement de superovulation comparé à un niveau lutéal de progestérone. Bien au contraire, nos résultats démontrent qu'une progestéronémie sublutéale au moment du traitement de superovulation pourrait même être bénéfique sur le rendement en embryons.

Cette étude est la première à examiner la superovulation de la deuxième vague folliculaire sous un niveau sublutéal de progestérone, alors que les autres ont examiné l'effet de la progestérone sur un traitement de superovulation pendant la première vague folliculaire durant laquelle la concentration de progestérone augmente, mais demeure principalement sous les 2 ng/mL jusqu'au jour 7 du cycle oestral. Dans les études de Rivera et al. (2009, 2011), la supplémentation en progestérone grâce à l'insertion de deux implants intravaginaux de progestérone pendant la première vague folliculaire a créé des niveaux plasmatiques de progestérone similaires à notre protocole subluteal. Cependant, dans ces études comme dans notre étude, les résultats en termes de qualité des embryons obtenus avec ces bas niveaux de progestérone se sont révélés supérieurs à ceux obtenus avec l'absence de supplémentation en progestérone pendant la première vague folliculaire et avec la superovulation de la deuxième vague folliculaire sous un niveau normal (lutéal) de progestérone. Bien que nos protocoles expérimentaux étaient sensiblement différents de ceux des trois autres études (Rivera et al., 2009 et 2011; Nasser et al., 2011), chacune de ces études nous laissent croire qu'un niveau de progestérone relativement bas mais dépassant un seuil minimal et constant pendant un traitement de superovulation pourrait généralement favoriser la qualité et possiblement le nombre d'embryons, peu importe si le traitement est administré pendant la première ou la deuxième vague folliculaire.

Nos résultats illustrent donc qu'un traitement de superovulation en présence d'un niveau subluteal de progestérone favorise la qualité des embryons, et cette situation apparaît intrigante. Nous émettons ainsi l'hypothèse que la chute de la fréquence pulsatile de la LH qui a été rapportée à l'initiation d'un traitement de superovulation avec de la FSH (Gosselin, 2000) pourrait être contrecarrée par la baisse de progestérone circulante, celle-ci augmentant la pulsatilité de la LH. Cette hypothèse est supportée par l'observation d'une proportion plus élevée de follicules de taille supérieure à 10 mm dans le protocole subluteal de la présente expérience par rapport au protocole lutéal, ce qui suggère une croissance folliculaire accélérée dans le protocole subluteal. En d'autres termes, la croissance folliculaire du protocole subluteal s'est possiblement avérée plus normale que celle du protocole lutéal, qui était en fait ralenti par une pulsatilité supprimée de la LH. Il est reconnu qu'une augmentation de la pulsatilité de la LH est associée avec un taux de croissance folliculaire et une maturation de l'ovocyte accrus, ce qui pourrait permettre une meilleure maturation de l'ovocyte et ainsi résulter en une meilleure qualité des embryons.

Forces et faiblesses de l'étude

La principale force de notre étude est d'utiliser les mêmes vaches, à la fois comme groupe contrôle (protocole lutéal) et comme groupe expérimental (protocole sublutéal). En effet, il est reconnu que la répétabilité des résultats obtenus suite à une récolte d'embryons est supérieure pour une même vache que pour des vaches comparées entre elles. C'est ainsi que nous avons obtenu une faible variabilité entre les nombres d'embryons obtenus pour les deux protocoles : 6.8 ± 1.2 pour le protocole sublutéal et 5.7 ± 1.1 pour le groupe lutéal. De plus, les nombreux examens et prises de sang nous ont permis de facilement repérer les vaches qui ne répondaient pas aux exigences de nos deux protocoles de superovulation, principalement en termes de concentration de progestérone plasmatique, et ensuite de les exclure de l'étude.

Malheureusement, nous n'avons pas mesuré la pulsatilité de la LH, ce qui aurait exigé des ressources supplémentaires en main-d'œuvre, en matériel et des prises de sang aux 4 heures, ce qui est presque impossible sur des fermes laitières commerciales et est principalement restreint aux fermes de recherche. Cependant, notre hypothèse est fortement supportée par les études de différents auteurs qui confirment qu'une basse progestéronémie augmente la pulsatilité de la LH et pousse la croissance des follicules. Puis, le faible nombre d'embryons récoltés par rapport au nombre de corps jaunes et/ou de structures luteinisées peut laisser croire que de nombreux embryons ont été laissés dans les tractus utérins des vaches récoltées. Pourtant, il faut rappeler que les nombres moyens d'embryons que nous avons obtenus sont respectables si l'on compare aux autres données dans la littérature. De plus, tel que suggéré par Monniaux et al. (1983) et mentionné par Robertson et al. (1993), parmi les nombreuses structures lutéales observées sur des ovaires de vaches superovulées et dont la plupart ressemblent fortement à des corps jaunes, plusieurs sont en réalité des follicules lutéinisés et qui n'ont donc jamais ovulé. Ces structures nous confondent donc dans le nombre d'embryons auquel on peut s'attendre lorsqu'on évalue la réponse ovarienne au traitement de superovulation en comptabilisant le nombre de corps jaune.

Perspectives futures

Afin de confirmer les mécanismes derrière les observations faites dans cette étude, la pulsatilité de la LH devrait être monitorée pendant un traitement de superovulation administré sous une concentration sublutéale de progestérone (<2.5 ng/mL). Cependant, une telle étude devrait être de type croisée comme la nôtre car le profil de pulsatilité de la LH est spécifique à chaque animal, ce qui rend les comparaisons entre animaux beaucoup plus compliquées (Gosselin, 2000).

Notre étude est rassurante car elle démontre qu'il n'est pas nécessaire de supplémenter l'animal afin d'atteindre une concentration élevée de progestérone plasmatique lors d'une superstimulation, ce qui est d'ailleurs souhaitable considérant l'impact de l'usage des stéroïdiens sur l'industrie laitière et sur l'environnement.

Conclusion

Ces résultats nous permettent de conclure qu'un traitement de superovulation pendant la deuxième vague follicule en présence de niveaux sublutéaux de progestérone ne compromet pas la réponse au traitement quant au nombre d'embryons transférables et congelables, au taux d'ovulation et au nombre de follicules recrutés et de corps jaunes obtenus au jour de la récolte.

La qualité et le développement des embryons étaient supérieurs dans le protocole sublutéal comparé au protocole lutéal. Malgré les effets négatifs à maintes reprises rapportés d'une basse progestéronémie sur la fertilité de la vache laitière, nous concluons qu'un bas niveau de progestérone plasmatique ne représente pas une préoccupation majeure lors de la superovulation de ces animaux.

Nos découvertes suggèrent que l'utilisation d'un seul implant intravaginal de progestérone comme seule source de cette hormone pendant un traitement de superovulation pourrait être utilisé comme nouvelle technique pour augmenter la qualité des embryons et leur stade de développement.

Bibliographie

Adams, G. P., Nasser, L. F., Bo, G. A., Garcia, A., Del Campo, M. R. & Mapletoft, R. J. (1994). Superovulatory response of ovarian follicles of Wave 1 versus Wave 2 in heifers. Theriogenology, 42(7), 1103-1113.

Aerts, J. M. & Bols, P. E. (2010). Ovarian follicular dynamics. A review with emphasis on the bovine species. Part II: Antral development, exogenous influence and future prospects. Reprod Domest Anim, 45(1), 180-187.

Ahmad, N., Schrick, F. N., Butcher, R. L. & Inskeep, E. K. (1995). Effect of persistent follicles on early embryonic losses in beef cows. Biol Reprod, 52(5), 1129-1135.

Akison, L. & Robker, R. (2012). The Critical Roles of Progesterone Receptor (PGR) in Ovulation, Oocyte Developmental Competence and Oviductal Transport in Mammalian Reproduction. Reprod Domest Anim, 47(Suppl 4), 288-296.

Baruselli, P., Sa Filho, M., Ferreira, R., Sales, J., Gimenes, L., Vieira, L. & Bo, G. A. (2012). Manipulation of follicle development to ensure optimal oocyte quality and conception rates in cattle. Reprod Domest Anim, 47(Suppl. 4), 134-141.

Bello, N. M., Stevenson, J. S. & Tempelman, R. J. (2012). Invited review: milk production and reproductive performance: modern interdisciplinary insights into an enduring axiom. J Dairy Sci, 95(10), 5461-5475.

Bergfeld, E. G., Kojima, F. N., Cupp, A. S., Wehrman, M. E., Peters, K. E., Mariscal, V. & Kinder, J. E. (1996). Changing dose of progesterone results in sudden changes in frequency of luteinizing hormone pulses and secretion of 17 beta-estradiol in bovine females. Biol Reprod, 54(3), 546-553.

Bisinotto, R. S., Chebel, R. C. & Santos, J. E. P. (2010). Follicular wave of the ovulatory follicle and not cyclic status influences fertility of dairy cows. J Dairy Sci, 93(8), 3578-3587.

Bleach, E. C., Glencross, R. G. & Knight, P. G. (2004). Association between ovarian follicle development and pregnancy rates in dairy cows undergoing spontaneous oestrous cycles. Reproduction, 127(5), 621-629.

Bo, G. A., Guerrero, D. C., Tribulo, A., Tribulo, H., Tribulo, R., Rogan, D. & Mapletoft, R. J. (2010). New approaches to superovulation in the cow. Reprod, Fertil & Dev, 22(1), 106-112.

Britt, J. H. & Holt, L. C. (1988). Endocrinological screening of embryo donors and embryo transfer recipients: A review of research with cattle. Theriogenology, 29(1), 189-202.

Carvalho, J. B., Carvalho, N. A., Reis, E. L., Nichi, M., Souza, A. H. & Baruselli, P. S. (2008). Effect of early luteolysis in progesterone-based timed AI protocols in Bos indicus, Bos indicus x Bos taurus, and Bos taurus heifers. Theriogenology, 69(2), 167-175.

Cerri, R. L. A., Chebel, R. C., Rivera, F., Narciso, C. D., Oliveira, R. A., Amstalden, M. & Santos, J. E. P. (2011)a. Concentration of progesterone during the development of the ovulatory follicle: II. Ovarian and uterine responses. J Dairy Sci, 94(7), 3352-3365.

Cerri, R. L., Chebel, R. C., Rivera, F., Narciso, C. D., Oliveira, R. A., Thatcher, W. W., & Santos, J. E. P. (2011)b. Concentration of progesterone during the development of the ovulatory follicle: I. Ovarian and embryonic responses. J Dairy Sci, 94(7), 3342-3351.

Cerri, R. L., Rutigliano, H. M., Bruno, R. G. & Santos, J. E. P. (2009). Progesterone concentration, follicular development and induction of cyclicity in dairy cows receiving intravaginal progesterone inserts. Anim Reprod Sci, 110(1-2), 56-70.

Chagas e Silva, J., Lopes da Costa, L. & Robalo Silva, J. (2002). Embryo yield and plasma progesterone profiles in superovulated dairy cows and heifers. Anim Reprod Sci, 69(1-2), 1-8.

Chebel, R. C., Demetrio, D. G. & Metzger, J. (2008). Factors affecting success of embryo collection and transfer in large dairy herds. Theriogenology, 69(1), 98-106.

Cunha, A. P., Guenther, J. N., Maroney, M. J., Giordano, J. O., Nascimento, A. B., Bas, S., Ayres, H. & Wiltbank, M. C. (2008). Effects of high vs low progesterone concentrations during Ovsynch on double ovulation rate and pregnancies per AI in high producing dairy cows. J Dairy Sci, 91(E-Suppl. 1), 246.

Denicol, A. C., Lopes, G., Jr., Mendonca, L. G., Rivera, F. A., Guagnini, F., Perez, R. V. & Chebel, R. C. (2012). Low progesterone concentration during the development of the first follicular wave reduces pregnancy per insemination of lactating dairy cows. J Dairy Sci, 95(4), 1794-1806.

El-Sherry, T. M., Matsui, M., Kida, K., Miyamoto, A., Megahed, G. A., Shehata, S. H. & Miyake, Y. I. (2010). Ovarian stimulation with follicle-stimulating hormone under increasing or minimal concentration of progesterone in dairy cows. Theriogenology, 73(4), 488-495.

Fair, T. & Lonergan, P. (2012). The role of progesterone in oocyte acquisition of developmental competence. Reprod Domest Anim, 47(Suppl. 4), 142-147.

Folman, Y., Rosenberg, M., Herz, Z. & Davidson, M. (1973). The relationship between plasma progesterone concentration and conception in post-partum dairy cows maintained on two levels of nutrition. J Reprod Fertil, 34(2), 267-278.

Fonseca, F. A., Britt, J. H., McDaniel, B. T., Wilk, J. C. & Rakes, A. H. (1983). Reproductive traits of Holsteins and Jerseys. Effects of age, milk yield, and clinical abnormalities on involution of cervix and uterus, ovulation, estrous cycles, detection of estrus, conception rate, and days open. J Dairy Sci, 66(5), 1128-1147.

Gibbons J. R., Wiltbank M. C. & Ginther O. J. (1997). Functional interrelationships between follicles greater than 4 mm and the follicle-stimulating hormone surge in heifers. Biol Reprod, 57(5), 1066-1073.

Ginther, O. J., Bergfelt, D. R., Kulick, L. J. & Kot, K. (1998). Pulsatility of systemic FSH and LH concentrations during follicular-wave development in cattle. Theriogenology, 50(4), 507-519.

Gosselin, N., Price, C. A., Roy, R. & Carrière, P. D. (2000). Decreased LH pulsatility during initiation of gonadotropin superovulation treatment in the cow: evidence for negative feedback other than estradiol and progesterone. Theriogenology, 54(4), 507-521.

Harrison, R. O., Ford, S. P., Young, J. W., Conley, A. J. & Freeman, A. E. (1990). Increased milk production versus reproductive and energy status of high producing dairy cows. J Dairy Sci, 73(10), 2749-2758.

Hasler, J. F. (2006). The Holstein cow in embryo transfer today as compared to 20 years ago. Theriogenology, 65(1), 4-16.

Herrmann, J. A. & Wallace, R. L. (2007). Effect of New and Reused CIDRs on Serum Progesterone Concentrations in Lactating Dairy Cows. BOVINE PRACTITIONER, 41(1), 41.

Inskeep, E. K. (2004). Preovulatory, postovulatory, and postmaternal recognition effects of concentrations of progesterone on embryonic survival in the cow. J Anim Sci, 82(E-Suppl.), E24-E39.

Jimenez-Krassel, F., Folger, J. K., Ireland, J. L., Smith, G. W., Hou, X., Davis, J. S. & Ireland, J. J. (2009). Evidence that high variation in ovarian reserves of healthy young adults has a negative impact on the corpus luteum and endometrium during estrous cycles in cattle. Biol Reprod, 80(6), 1272-1281.

Kinsel, M. L., Marsh, W. E., Ruegg, P. L. & Etherington, W. G. (1998). Risk factors for twinning in dairy cows. J Dairy Sci, 81(4), 989-993.

Lima, J. R., Rivera, F. A., Narciso, C. D., Oliveira, R., Chebel, R. C. & Santos, J. E. P. (2009). Effect of increasing amounts of supplemental progesterone in a timed artificial insemination protocol on fertility of lactating dairy cows. J Dairy Sci, 92(11), 5436-5446.

Lonergan, P. (2011). Influence of progesterone on oocyte quality and embryo development in cows. Theriogenology, 76(9), 1594-1601.

Lopez, H., Caraviello, D. Z., Satter, L. D., Fricke, P. M. & Wiltbank, M. C. (2005)b. Relationship between level of milk production and multiple ovulations in lactating dairy cows. J Dairy Sci, 88(8), 2783-2793.

Lopez, H., Sartori, R. & Wiltbank, M. C. (2005)a. Reproductive hormones and follicular growth during development of one or multiple dominant follicles in cattle. Biol Reprod, 72(4), 788-795.

Lucy, M. C. (2001). Reproductive loss in high-producing dairy cattle: where will it end? J Dairy Sci, 84(6), 1277-1293.

Mann, G. E. & Lamming, G. E. (1995). Progesterone inhibition of the development of the luteolytic signal in cows. J Reprod Fertil, 104(1), 1-5.

Mapletoft, R. J., & Bó, G. A. (2011). The evolution of improved and simplified superovulation protocols in cattle. Reprod, Fertil & Dev, 24(1), 278-283.

Martin, O., Friggens, N. C., Dupont, J., Salvetti, P., Freret, S., Rame, C., Blanc, F. (2012). Data-derived reference profiles with corepresentation of progesterone, estradiol, LH, and FSH dynamics during the bovine estrous cycle. Theriogenology, 79(2), 331-343.

McCracken, J. A., Custer, E. E. & Lamsa, J. C. (1999). Luteolysis: a neuroendocrine-mediated event. Physiol Rev, 79(2), 263-323.

McDougall, S., Compton, C. W. & Anniss, F. M. (2004). Effect of exogenous progesterone and estradiol on plasma progesterone concentrations and follicle wave dynamics in anovulatory anoestrous post-partum dairy cattle. Anim Reprod Sci, 84(3-4), 303-314.

Monniaux, D., Chupin, D. & Saumande, J. (1983). Superovulatory responses of cattle. Theriogenology, 19(1), 55-81.

Monniaux, D., Rico, C., Larroque, H., Dalbiès-Tran, R., Médigue, C., Clément, F. & Fabre, S. (2010). Anti-Mullerian hormone, an endocrine predictor of the response to ovarian stimulation in the bovine species. Gynécologie, obstétrique & fertilité, 38(7-8), 465-470.

Nasser, L. F., Sá Filho, M. F., Reis, E. L., Rezende, C. R., Mapletoft, R. J., Bó, G. A. & Baruselli, P. S. (2011). Exogenous progesterone enhances ova and embryo quality following superstimulation of the first follicular wave in Nelore (Bos indicus) donors. Theriogenology, 76(2), 320-327.

Norman, H. D., Wright, J. R., Hubbard, S. M., Miller, R. H. & Hutchison, J. L. (2009). Reproductive status of Holstein and Jersey cows in the United States. J Dairy Sci, 92(7), 3517-3528.

Perry, G. A., Smith, M. F., Roberts, A. J., MacNeil, M. D. & Geary, T. W. (2007). Relationship between size of the ovulatory follicle and pregnancy success in beef heifers. J Anim Sci, 85(3), 684-689.

Pfeifer, L. F., Mapletoft, R. J., Kastelic, J. P., Small, J. A., Adams, G. P., Dionello, N. J. & Singh, J. (2009). Effects of low versus physiologic plasma progesterone concentrations on ovarian follicular development and fertility in beef cattle. Theriogenology, 72(9), 1237-1250.

Pursley, J. R. & Martins, J. P. (2011). Impact of circulating concentrations of progesterone and antral age of the ovulatory follicle on fertility of high-producing lactating dairy cows. Reprod, Fertil & Dev, 24(1), 267-271.

Pursley, J. R., Wiltbank, M. C., Stevenson, J. S., Ottobre, J. S., Garverick, H. A. & Anderson, L. L. (1997). Pregnancy rates per artificial insemination for cows and heifers inseminated at a synchronized ovulation or synchronized estrus. J Dairy Sci, 80(2), 295-300.

Rabiee, A. R., Macmillan, K. L. & Schwarzenberger, F. (2001). The effect of level of feed intake on progesterone clearance rate by measuring faecal progesterone metabolites in grazing dairy cows. Anim Reprod Sci, 67(3-4), 205-214.

Rathbone, M. J., Bunt, C. R., Ogle, C. R., Burggraaf, S., Macmillan, K. L., Burke, C. R. & Pickering, K. L. (2002). Reengineering of a commercially available bovine intravaginal insert (CIDR insert) containing progesterone. J Control Release, 85(1-3), 105-115.

Revah, I. & Butler, W. R. (1996). Prolonged dominance of follicles and reduced viability of bovine oocytes. J Reprod Fertil, 106(1), 39-47.

Rivera, F. A., Mendonca, L. G., Lopes, G., Jr., Santos, J. E. P., Perez, R. V., Amstalden, M. & Chebel, R. C. (2011). Reduced progesterone concentration during growth of the first follicular wave affects embryo quality but has no effect on embryo survival post transfer in lactating dairy cows. Reproduction, 141(3), 333-342.

Rivera, F. A., Mendonça, L. G. D., Lopes Jr, G., Perez, R. V., Guagnini, F., Amstalden, M. & Chebel, RC. (2009). Low progesterone concentration during superstimulation of the first follicular wave impairs embryo quality of lactating dairy cows. J Dairy Sci, 92(E-Suppl. 1), 267.

Robertson, L., Cattoni, J. C., Shand, R. I. & Jeffcoate, I. A. (1993). A critical evaluation of ultrasonic monitoring of superovulation in cattle. The British veterinary journal, 149(5), 477-484.

Sangsritavong, S., Combs, D. K., Sartori, R., Armentano, L. E. & Wiltbank, M. C. (2002). High feed intake increases liver blood flow and metabolism of progesterone and estradiol-17beta in dairy cattle. J Dairy Sci, 85(11), 2831-2842.

Sartori, R., Bastos, M. R. & Wiltbank, M. C. (2010). Factors affecting fertilisation and early embryo quality in single- and superovulated dairy cattle. Reprod, Fertil & Dev, 22(1), 151-158.

Sartori, R., Haughian, J. M., Shaver, R. D., Rosa, G. J. & Wiltbank, M. C. (2004). Comparison of ovarian function and circulating steroids in estrous cycles of Holstein heifers and lactating cows. J Dairy Sci, 87(4), 905-920.

Savio, J. D., Thatcher, W. W., Morris, G. R., Entwistle, K., Drost, M. & Mattiacci, M. R. (1993). Effects of induction of low plasma progesterone concentrations with a progesterone-releasing intravaginal device on follicular turnover and fertility in cattle. J Reprod Fertil, 98(1), 77-84.

Shaham-Albalancy, A., Folman, Y., Kaim, M., Rosenberg, M. & Wolfenson, D. (2001). Delayed effect of low progesterone concentrations on bovine uterine PGF(2alpha) secretion in the subsequent oestrous cycle. Reproduction, 122(4), 643-648.

Shaham-Albalancy, A., Nyska, A., Kaim, M., Rosenberg, M., Folman, Y. & Wolfenson, D. (1997). Delayed effect of progesterone on endometrial morphology in dairy cows. Anim Reprod Sci, 48(2-4), 159-174.

Sirard, M. A., Richard, F., Blondin, P. & Robert, C. (2006). Contribution of the oocyte to embryo quality. Theriogenology, 65(1), 126-136.

Stock, A. E. & Fortune, J. E. (1993). Ovarian follicular dominance in cattle: relationship between prolonged growth of the ovulatory follicle and endocrine parameters. Endocrinology, 132(3), 1108-1114.

Vasconcelos, J. L., Sartori, R., Oliveira, H. N., Guenther, J. G. & Wiltbank, M. C. (2001). Reduction in size of the ovulatory follicle reduces subsequent luteal size and pregnancy rate. Theriogenology, 56(2), 307-314.

Velazquez, M. A., Newman, M., Christie, M. F., Cripps, P. J., Crowe, M. A., Smith, R. F. & Dobson, H. (2005). The usefulness of a single measurement of insulin-like growth factor-1 as a predictor of embryo yield and pregnancy rates in a bovine MOET program. Theriogenology, 64(9), 1977-1994.

Walsh, S. W., Williams, E. J. & Evans, A. C. O. (2011). A review of the causes of poor fertility in high milk producing dairy cows. Anim Reprod Sci, 123(3), 127-138.

Washburn, S. P., Silvia, W. J., Brown, C. H., McDaniel, B. T. & McAllister, A. J. (2002). Trends in reproductive performance in Southeastern Holstein and Jersey DHI herds. J Dairy Sci, 85(1), 244-251.

Wiltbank, M. C., Fricke, P. M., Sangsritavong, S., Sartori, R. & Ginther, O. J. (2000). Mechanisms that prevent and produce double ovulations in dairy cattle. J Dairy Sci, 83(12), 2998-3007.

Wiltbank, M., Lopez, H., Sartori, R., Sangsritavong, S. & Gumen, A. (2006). Changes in reproductive physiology of lactating dairy cows due to elevated steroid metabolism. Theriogenology, 65(1), 17-29.

Wiltbank, M.C., Souza, A.H., Carvalho, P.D., Bender, R.W. & Nascimento, A.B. (2011). Improving fertility to timed artificial insemination by manipulation of circulating progesterone concentrations in lactating dairy cattle. Reprod, Fertil & Dev, 24(1), 238-243.

Zuluaga, J. F. & Williams, G. L. (2008). High-pressure steam sterilization of previously used CIDR inserts enhances the magnitude of the acute increase in circulating progesterone after insertion in cows. Anim Reprod Sci, 107 (1-2), 30-35.

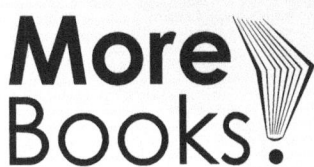

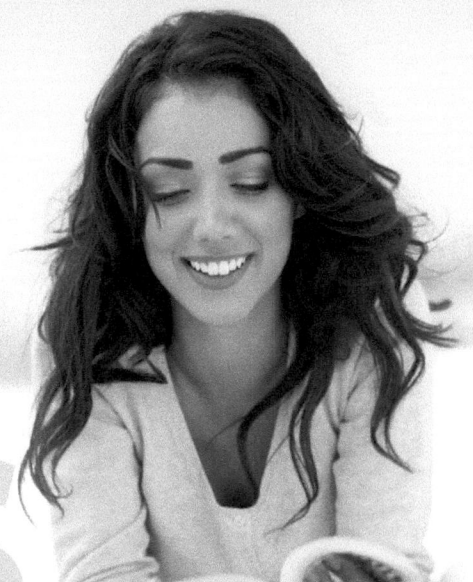

Oui, je veux morebooks!

I want morebooks!

Buy your books fast and straightforward online - at one of the world's fastest growing online book stores! Environmentally sound due to Print-on-Demand technologies.

Buy your books online at
www.get-morebooks.com

Achetez vos livres en ligne, vite et bien, sur l'une des librairies en ligne les plus performantes au monde!
En protégeant nos ressources et notre environnement grâce à l'impression à la demande.

La librairie en ligne pour acheter plus vite
www.morebooks.fr

VDM Verlagsservicegesellschaft mbH
Heinrich-Böcking-Str. 6-8   info@vdm-vsg.de
D - 66121 Saarbrücken   Telefax: +49 681 93 81 567-9   www.vdm-vsg.de

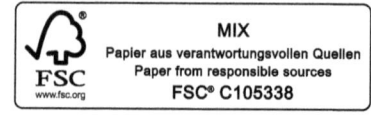

Printed by Books on Demand GmbH, Norderstedt / Germany